Dr. med. Frank Liebke

Algen

Super-Heilkraft für Körper und Geist

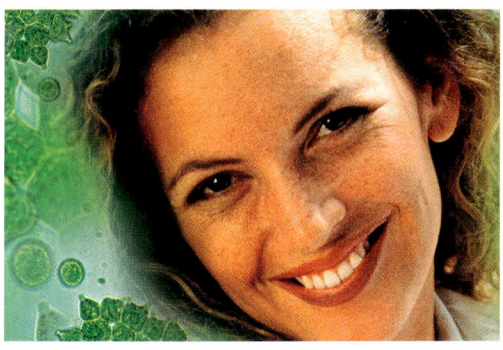

Chlorella: natürliche Power-Nahrung

- Immunsystem stärken
- Gedächtnisleistung und Konzentration steigern
- Gesund durch Blutreinigung und Entgiftung

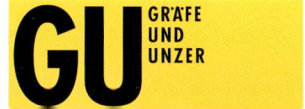

GU GRÄFE UND UNZER

Inhalt

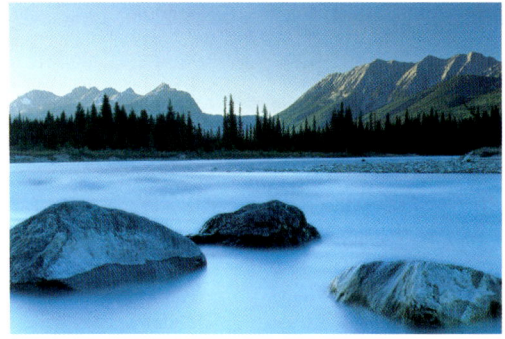
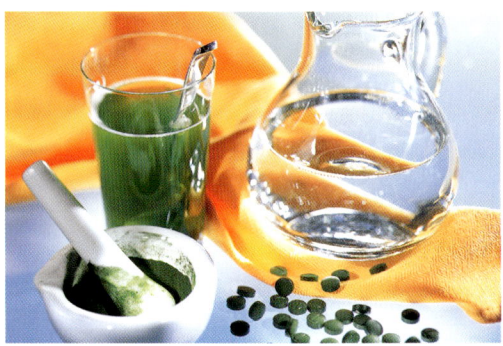

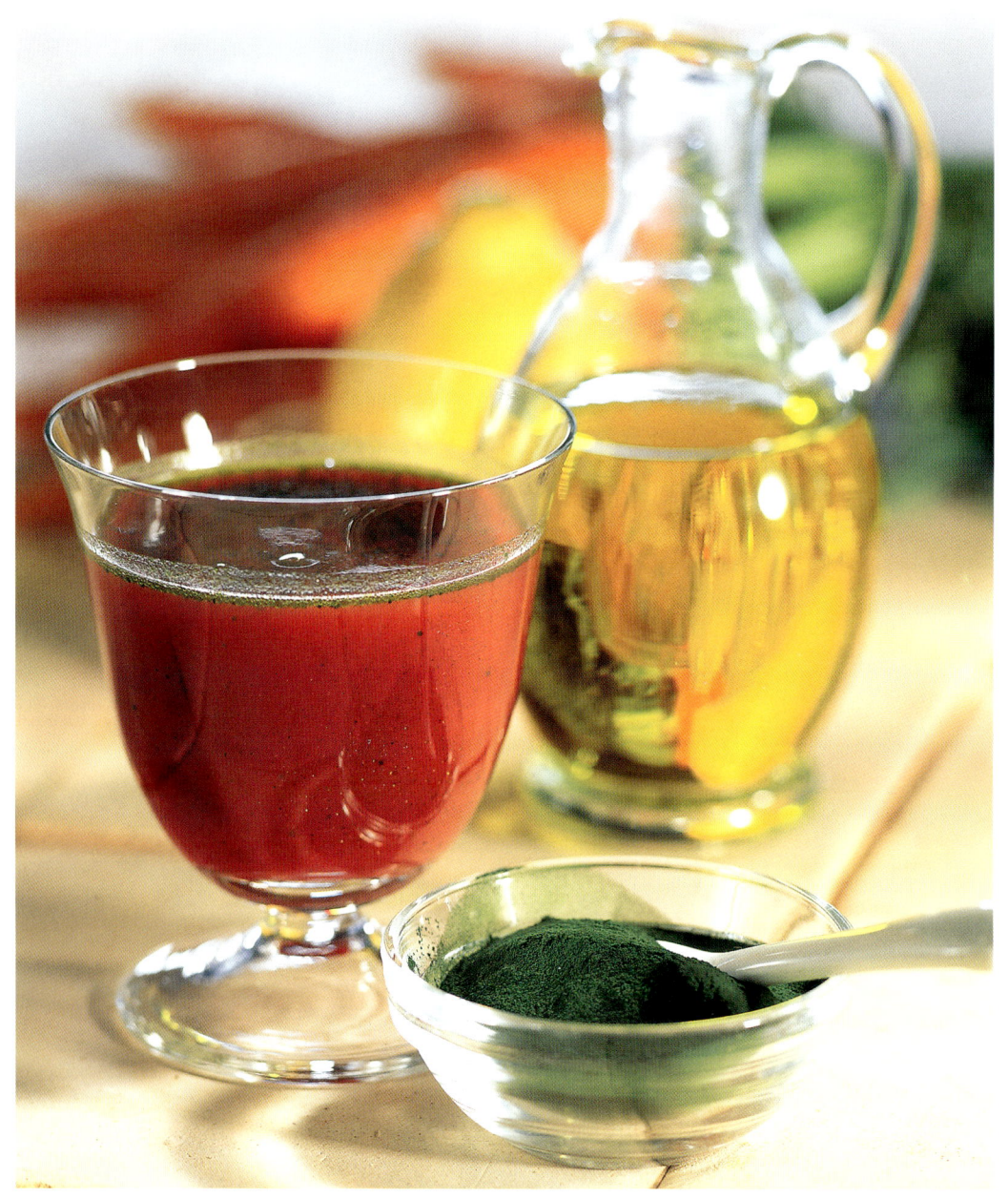

Ein Wort zuvor

Algen sind schon seit einiger Zeit sprichwörtlich in aller Munde. Dieses Buch handelt von der Süßwasseralge Chlorella, einer ganz besonderen Vertreterin ihrer Art.

Seit Beginn der 90er Jahre gehört diese mikroskopisch kleine und doch so kraftvolle Grünalge zum unverzichtbaren Therapeutikum in meiner ärztlichen Praxis. In unzähligen Fällen konnte ich eine heilsame Wirkung beobachten, die allein auf die Anwendung dieses pflanzlichen Mikrokraftwerkes zurückzuführen war. Wie keine andere Alge ist Chlorella weltweit Gegenstand unzähliger wissenschaftlicher Untersuchungen. Um so erstaunlicher ist die Tatsache, daß Chlorella sich erst jetzt einen festen Platz im Ernährungsplan gesundheitsbewußter Menschen erobert.

Vor allem in Asien gehört Chlorella seit Jahrhunderten traditionell zu den wichtigsten Nahrungsergänzungsmitteln. In Japan liegt der Verbrauch dieser Alge noch vor Knoblauch und Ginseng. Neben einer eindrucksvollen Bandbreite lebensnotwendiger Nährstoffe, wie Mineralstoffen und Vitaminen, enthält Chlorella Wirkstoffe, die das Immunsystem spürbar stärken, die Energie- und Ausdauerleistung erhöhen, das Gedächtnis und die Konzentrationsfähigkeit steigern und den menschlichen Organismus von Umweltschadstoffen entgiften. Chronische Beschwerden wie Rheuma, Arthrose, Altersdiabetes, Blutdruckstörungen, Magen-Darm-Krankheiten sowie wiederkehrende Virus-, Bakterien- und Pilzinfektionen können mit Hilfe von Chlorella gelindert und sogar geheilt werden.

Mit diesem Ratgeber über die Heilkraft von Chlorella haben Sie die Möglichkeit, das gesamte Anwendungsspektrum dieses wertvollen Nahrungsergänzungsmittels kennenzulernen. Erleben Sie selbst, wie dieser winzige Einzeller zur Steigerung Ihres Wohlbefindens beitragen kann.

Dr. med. Frank Liebke

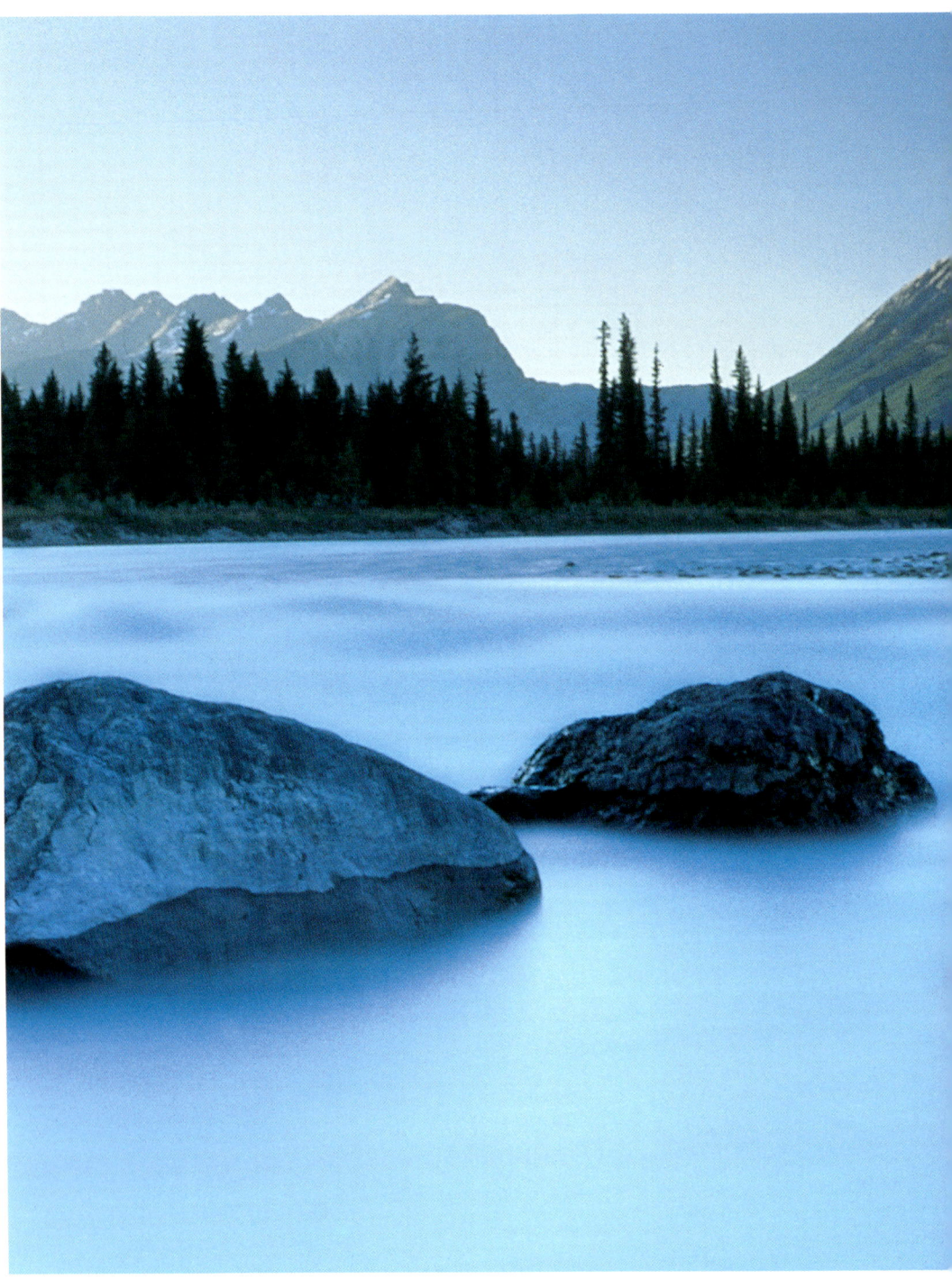

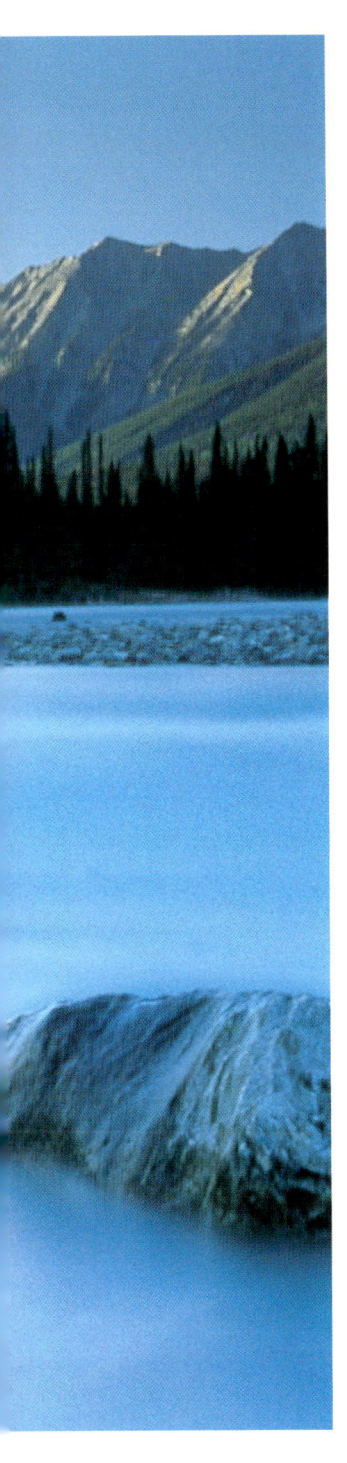

Chlorella: Gesundheit aus dem Wasser

In den Meeren und den Süßgewässern dieser Erde gibt es insgesamt rund 23 000 Algenarten. Die meisten Algen existieren schon seit Urzeiten. Die Grünalge Chlorella etwa lebt seit über 2,5 Milliarden Jahren auf der Erde, was Versteinerungen aus dem Präkambrium beweisen. Im Gegensatz zu Japan und China ist Chlorella in Europa noch weitgehend unbekannt. Erst Mitte des 20. Jahrhunderts wurde die Alge zum Gegenstand wissenschaftlicher Studien. Inzwischen sind die Erkenntnisse über die außergewöhnlichen Eigenschaften von Chlorella enorm gewachsen. Im folgenden Kapitel erfahren Sie alles Wissenswerte über dieses Nahrungsergänzungsmittel und seine therapeutische Wirkung.

Algen sind Quellen des Lebens

Heilsame Überlebenskünstler

Seit Urzeiten bevölkern etwa 26 000 freischwimmende oder fest-
wachsende Algenarten die Erde. Algen sind sehr anpassungsfähig
und gedeihen selbst unter extrem ungünstigen klimatischen Bedingungen, wie in Wüsten- und Gletscherregionen.

Seit Anfang des 19. Jahrhunderts werden Algen in größerem Um-
fang gezielt angebaut und verarbeitet – als Nahrungsmittel und als
Heilmittel. Das Wissen um die Heilkraft der Algen geht auf chinesi-
sche Quellen zurück, die teilweise 5000 Jahre alt sind. Aufgrund
ihres Reichtums an Eiweiß, Vitaminen, Mineralstoffen und Spurenelementen gehören besonders Meeresalgen in vielen asiatischen
Küstenregionen auch heute noch zu den Grundnahrungsmitteln.
Wegen ihres hohen Chlorophyllgehaltes wandeln sie mit Hilfe von
Sonnenlicht Kohlendioxid und Wasser in Sauerstoff (O_2) und organische Stoffe wie Traubenzucker um. Dieser Prozeß, die Photosynthese, ist die Voraussetzung für alles Leben auf der Erde. Indem die
Algen der Atmosphäre Kohlendioxid entziehen, leisten sie zudem
einen wertvollen Beitrag zur Verringerung des Treibhauseffektes.

Uralte Nahrungs- und Heilmittel

Algen nützen dem Klima

So beeinflussen die Algen unser Klima

● Algen geben schwefelhaltige Gase ab, die in der Atmosphäre
Kondensationskerne der Wolken werden.
● Algen verbrauchen an der Wasseroberfläche große Mengen
Kohlendioxid. Wie eine Pumpe saugen die Algen Kohlendioxid
aus der Luft und geben im Gegenzug Sauerstoff an die Atmosphäre ab.
● Bereits die bloße Anwesenheit von Algen führt zur Erwärmung oberflächennaher Wasserschichten, was beispielsweise
für die Regenbildung von Bedeutung ist. Ohne Meeresalgen
würde die Sonnenstrahlung nicht reflektiert, sondern absorbiert werden, und die lebensnotwendige Erwärmung bliebe aus.

Eine Begriffsbestimmung

Algen sind Pflanzen, die weder Blüten noch Samen, Blätter oder Wurzeln besitzen. Es gibt mikroskopisch kleine, nur wenige Mikrometer (μm, Tausendstelmillimeter) große, einfache Einzeller, aber auch hochorganisierte, baumhohe Großalgen, die in Kolonien unterseeische Wälder bilden. Meere, Seen, Teiche, Bäche und Flüsse, aber auch nasse Felsspalten, Baumstümpfe und feuchte Böden sind die Hauptbiotope der meisten Arten. Bei den Algen unterscheidet man zwei große Gruppen, die *Meerwasser-* und die *Süßwasseralgen.*

Meeresalgen

Unter dem Begriff der Thallasotherapie (*griech.*: *thalassa* = das Meer, *therapeia* = die Pflege) faßt man medizinische und kosmetische Anwendungen aus Meeresalgen und anderen wertvollen Naturstoffen aus dem Meer zusammen. Der Salzgehalt der Meere hat einen wesentlichen Einfluß auf den Nährstoffgehalt der Meeresalgen. Sie verfügen jedoch alle über einen hohen Eiweiß- und Jodgehalt. Die hohe Jodkonzentration ist der bedeutendste Unterschied zwischen den Meeres- und den Süßwasseralgen, deren Jodgehalt äußerst gering ist. Eine zu hohe Jodaufnahme kann sich bei einigen Schilddrüsenerkrankungen ungünstig auswirken, was man bei Genuß von Meeresalgen berücksichtigen sollte. Bei Jodmangel ist die Nahrungsergänzung mit Meeresalgen jedoch unbedingt zu empfehlen.

Hoher Jodgehalt

Süßwasseralgen

Abgesehen von ihrem verschwindend geringen Jodanteil, enthalten Süßwasseralgen wie Chlorella hochwertige Inhaltsstoffe in äußerst konzentrierter Form (Seite 15 bis 22). Vor allem als Eiweißlieferanten sind sie von unschätzbarem Wert, denn Eiweiß benötigt der Körper ständig für die Zellerneuerung und somit für alle Gewebe. Süßwasseralgen eignen sich in besonderem Maße für den kontrollierten Anbau, da sie sich in rasender Geschwindigkeit vermehren. Die Süßwasseralge Chlorella *pyrenoidosa*, von der in diesem Buch die Rede sein wird, kann sich innerhalb von 24 Stunden um das 40fache vermehren. Der Hunger in der Welt könnte mit Hilfe der Süßwasseralgen bekämpft werden.

Kaum Jod, viel Eiweiß

Eukaryonten

**Hochent-
wickelte
Zellen**

In den Zellen der Eukaryonten befindet sich das gesamte Erbmaterial in einem Zellkern, der wiederum von einer Zellmembran umschlossen ist. Zu den eukaryonten Lebewesen gehören Menschen, Tiere, Pflanzen und einige Algenarten, so auch Chlorella. Eukaryonte Algen besitzen außerdem »Organe« für die Photosynthese, die Chloroplasten (Seite 16). Das in ihnen enthaltene Chlorophyll ist hochkonzentriert und dicht »gestapelt«, so daß eine effiziente Ausnutzung des Sonnenlichts möglich ist.

Prokaryonten

**Bakterien,
die Photo-
synthese
betreiben**

Im Vergleich zu den Eukaryonten sind Prokaryonten primitive Organismen, deren Zellen weder einen Zellkern noch Zellorgane beinhalten. Das gesamte Erbmaterial liegt frei in der Zelle, im Cytoplasma. Die Cyanobakterien Spirulina und AFA, die wie viele Viren und Bakterien zu den Prokaryonten zählen, werden fälschlicherweise oft als Blaualgen oder Blaugrünalgen bezeichnet. Cyanobakterien sind spezialisierte Bakterien, die zwar wie Pflanzen Photosynthese betreiben können, jedoch weder den Pflanzen noch den Algen zuzuordnen sind.

Spirulina und AFA

Einzelne Spirulina-Bakterien sind kaum einen halben Millimeter lang, mehrzellig und wie eine Spirale geformt, sie gedeihen in den salzhaltigen Seen heißer, subtropischer Gegenden, zum Beispiel in Asien und Zentralafrika. Die bekannteste Art ist Spirulina *platensis*. Sie enthält 250 verschiedene Wirkstoffe. 70 Prozent davon sind Eiweißstoffe, außerdem Vitamine, Mineralstoffe und Spurenelemente. Das blaugrüne AFA-Bakterium (*Aphanizomenon flos-aquae*) wächst nahezu wild im Klamath-See in Oregon, USA. Es enthält ausgesprochen viel Vitamin B_{12}, Chlorophyll und den immunstärkenden Farbstoff Phykozyan, der auch vor Krebs schützen soll.

■ Spirulina und AFA können hinsichtlich der ausgewogenen Vielfalt an Inhaltsstoffen zwar nicht mit Chlorella *pyrenoidosa* konkurrieren, sind aber dennoch eine wertvolle Nahrungsergänzung.

Die Mikroalge Chlorella

Einzellige Algen wie Chlorella existieren seit über 2,5 Milliarden Jahren. Weder Umweltveränderungen noch Naturkatastrophen waren in der Lage, sie zu vernichten. Chlorella gehört als robuster Überlebenskünstler also zu den organischen Urformen des Lebens. Mit ihrer Entdeckung im Jahre 1890 durch den Biologen M. W. Beyernick wurde Chlorella in der westlichen Wissenschaft bekannt.

Überlebens-künstlerin Chlorella

Das grüne »Wunder« stellt sich vor

Die Süßwasseralge Chlorella *pyrenoidosa* gedeiht in Kolonien. Ihr natürlicher Lebensraum sind Binnengewässer wie Seen oder Teiche. Erst unter dem Mikroskop ist der winzige Einzeller erkennbar. Deshalb wird Chlorella auch als Mikroalge bezeichnet. Die 600fache Vergrößerung offenbart eine ellipsoide bis kugelige Form, so daß die Bezeichnung Kugelalge oder kugelzellige Alge ebenso zutreffend ist. Im Querschnitt mißt eine einzige Zelle 2 bis 12 µm.

● Der Name Chlorella leitet sich aus dem Lateinischen ab und bedeutet soviel wie »kleines, junges Grün«. Die tiefdunkle Grünfärbung erklärt sich aus dem höchsten Chlorophyllgehalt, der je bei einer Pflanze festgestellt wurde.

● Innerhalb der Gattung Chlorella unterscheidet man zehn Arten, von denen die meisten genetisch stark voneinander abweichen. Die bekanntesten Vertreter der Gattung sind Chlorella *pyrenoidosa* und Chlorella *vulgaris*. Trotz relativer genetischer Ähnlichkeit beider Chlorellaarten besitzt besonders Chlorella *pyrenoidosa* spezifische Eigenschaften, so daß sie als Nahrung oder Nahrungsergänzung für Menschen von außergewöhnlichem Wert ist.

Zehn ver-schiedene Chlorella-arten

■ Im weiteren Verlauf dieses Buches wird also die Wirkung der Art Chlorella *pyrenoidosa* beschrieben. Um den Lesefluß nicht unnötig zu behindern, ist der Einfachheit halber von Chlorella die Rede.

Der Anbau von Chlorella

Chlorella benötigt optimale Umweltbedingungen, intensives Sonnenlicht und natürliche Klimaverhältnisse, um in höchster Qualität zu gedeihen. Glücklicherweise existieren in den tropi-
Sonne und tropisches Klima schen und subtropischen Gebieten der Erde noch Anbaugebiete mit günstigen klimatischen Bedingungen und geringen Umwelt-belastungen (zum Beispiel in China, Thailand und Burma). Um mir ein genaues Bild von den Anbaubedingungen zu machen, besuche ich seit 1997 regelmäßig eine Chlorellafarm in einer ausge-sprochen ländlichen Region Südchinas. Hier ist es mir möglich, sowohl einen Überblick über einzelne Produktionsschritte, als auch über den gesamten Produktionsprozeß zu gewinnen.

Die Chlorellaproduktion in vier Stufen

- Ansetzen einzelner Chlorellakulturen, unter definierten Bedingungen, in Flaschen mit besonderer Nährlösung
- Nach erster Vermehrung Freisetzung für 7 bis 10 Tage in nährstoffreichen Zuchtbecken unter freiem Himmel
- Ableiten in Sammelbehälter und schonende Weiterverarbeitung zu Pulver
- Intensive Qualitätsendkontrolle, Herstellung verschiedener Chlorellaprodukte (Tabletten, Chlorellaextrakte, Getränke, Nahrungsmittel – zum Beispiel Nudeln)

Nur dieser Produktionsprozeß kann die Erzeugung von sauberen und biologisch reinen Chlorella-Grünalgen sowie von Chlorella-produkten gewährleisten (Seite 13). Die Produktion erfolgt nach
Biologisch reine Chlorella-produkte strengen Richtlinien, die den Einsatz von Schädlingsbekämpfungs-mitteln und chemisch-synthetischen Wachstumsregulatoren verbieten. Die Verarbeitung von Chlorellapulver zu Tabletten geschieht durch speziell geschulte Fachleute und unter Verzicht auf jegliche Zusatzstoffe.

■ Eine Chlorella-Tablette enthält also nichts anderes als Chlorella *pyrenoidosa* in ihrer reinsten Form!

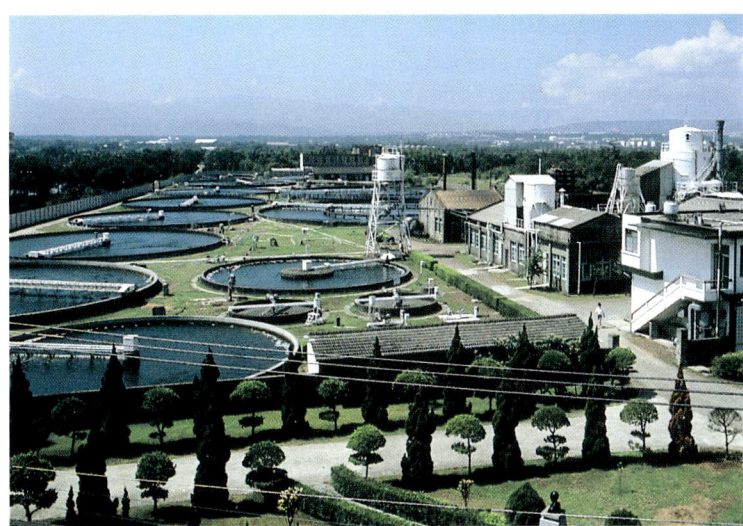

Eine Chlorellafarm in Südchina mit den Zuchtbecken.

Chlorella bindet Schadstoffe

Chlorella verbindet sich außergewöhnlich schnell mit Umwelt- und Bakteriengiftstoffen. Diese Eigenschaft, im menschlichen Körper sinnvoll und wünschenswert, wird beim unkontrollierten Anbau von Chlorella, beispielsweise in natürlichen Seen oder Teichen, zum Problem. Chlorella zieht Giftstoffe unterschiedlichster Art an und kann so an positiver Wirkkraft für den Menschen verlieren. Hat sie nämlich bereits Schadstoffe aufgenommen, bevor sie zum Nahrungsergänzungsmittel verarbeitet wurde, dann ist ihre Entgiftungskapazität natürlich schon stark eingeschränkt.

Unkontrollierter Anbau führt zu Qualitätsverlust

● Versuche, Chlorella unter natürlichen Bedingungen zu züchten und ohne sorgfältige Überwachung weiterzuverarbeiten, scheitertern immer wieder am Qualitätsverlust. Um die Wasserqualität eines Sees konstant zu halten, müßte man bakterielle Verunreinigungen verhindern und einen optimalen pH-Wert garantieren – das ist fast unmöglich.

● Doch selbst unter geradezu optimalen Umweltbedingungen und bei strengsten Kontrollen läßt sich nicht 100prozentig vermeiden, daß immer wieder geringste Mengen an Schwermetallen in Chlorella-Produkten nachzuweisen sind. Aufgrund der Neigung von

Absolute Schadstoff-freiheit ist unseriös

Chlorella, wie ein Schwamm Schadstoffe aus der Umwelt aufzusaugen, ist eine völlige Schadstofffreiheit unrealistisch. Wird sie behauptet, liegt der Verdacht nahe, daß es sich um eine unsachgemäß durchgeführte Analyse handelt oder daß es sich beim Gegenstand der Untersuchung nicht um die Süßwasseralge Chlorella *pyrenoidosa* handelt.

■ In zahlreichen wissenschaftlichen Untersuchungen konnte wiederholt nachgewiesen werden, daß, unabhängig von der Menge, alle in Verbindung mit Chlorella aufgenommenen Schadstoffe irreversibel an Chlorella gebunden bleiben und nicht vom menschlichen Körper aufgenommen werden können. Diese Eigenschaft hängt eng mit der komplexen Zellwandstruktur Chlorellas zusammen, in der sich verschiedene, die Gifte bindende Wirkstoffe befinden (Seite 70).

Kürzlich legte mir ein Freund die Analyse einer Alge vor, die unter natürlichen Bedingungen angebaut wird und in einem noch viel höheren Maße als Chlorella in der Lage sein sollte, Giftstoffe an sich zu binden. Nicht der geringste Schadstoffanteil wurde in dieser fragwürdigen Analyse ausgewiesen. Die Entgiftungspotenz dieser Alge ist also weitaus geringer einzuschätzen, als von meinem Freund so enthusiastisch angenommen. Meine Vermutung bestätigte sich in der praktischen Anwendung. Dennoch wird dieses Algenpräparat vom Hersteller weiterhin wegen seiner angeblich so außergewöhnlich starken entgiftenden Wirkung propagiert.

Chlorellas Verdaulichkeit steigern

Ohne Vorbehandlung liegt der für den Menschen verdauliche Anteil von Chlorella unter 50 Prozent. Die Zellwand der Süßwasseralge besitzt eine ausgesprochen feste Struktur. Sie ist im Unterschied zu anderen Einzellern statt aus zwei aus drei Schichten aufgebaut. Durch ein schonendes Trocknungsverfahren gelingt es einigen Herstellern von Chlorellaprodukten, den verdaulichen Anteil von Chlorella auf 80 Prozent zu erhöhen. Andere Hersteller setzen auf ein mechanisches Verfahren, um die stabile Zellwand von Chlorella *pyrenoidosa* zu brechen, und erreichen dadurch einen Verdauungskoeffizienten von 75 Prozent. Niedriger sollte er nicht liegen, da Chlorella auf ihrem Weg durch den Darm Giftstoffe aufnehmen soll. Unbehandelt würde Chlorella einfach nur durch den Darm geschleust und ohne Wirkung wieder ausgeschieden.

Verdaulich-keit wird erhöht

Chlorellas Wirkstoffe

Chlorella enthält nahezu alle Nährstoffe, die zu einer gesunden Ernährung gehören. Sie besitzt eine einzigartige Wirkstoffrezeptur, die alle essentiellen Aminosäuren, gesättigte und ungesättigte Fettsäuren, eine Fülle wertvoller Vitamine, Mineralstoffe und Spurenelemente (Seite 20) sowie weitere besondere Bestandteile beinhaltet. Hierzu gehört das Chlorophyll, das in Chlorella in hochkonzentrierter Form enthalten ist (Seite 16).

Einzigartige Wirkstoffrezeptur

Schon die allgemeine Nährstoffanalyse von Chlorella macht die Qualität dieses Nahrungsmittels deutlich.

Chlorellas Nährstoffe im Überblick

- 60 % Eiweiß
- 20 % Kohlenhydrate
- 11 % Fett
- 9 % sonstige Stoffe (Wasser, Ballaststoffe, Mineralstoffe …)

Eiweißanteil höher als bei Sojabohnen

Der Eiweißanteil von 60 Prozent ist außergewöhnlich hoch. Menschen sollten täglich 60 bis 80 Gramm Proteine (Eiweiße) über die Nahrung aufnehmen, um lebenswichtige körpereigene Proteine aufbauen zu können. Zum Vergleich: tierische Eiweißlieferanten wie Fisch, Geflügel oder Kalbfleisch besitzen einen Eiweißanteil von maximal 25 Prozent und der eiweißreichste pflanzliche Proteinlieferant, die Sojabohne, 30 Prozent. Chlorella enthält außerdem eine Reihe weiterer Substanzen, die entweder nur in Chlorella vorkommen oder sich in einzigartig hoher Konzentration nur in Chlorella finden lassen (Seite 16 bis 22).

Einzigartig und/oder in hoher Konzentration in Chlorella

- Chlorophyll
- Chlorella-Wachstumsfaktor (CGF)
- Sporopollein
- Chlorellin

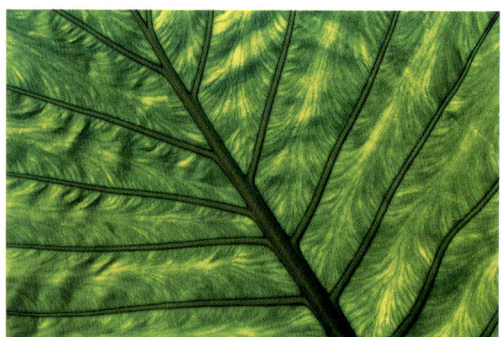

Chlorophyll ist Lebensenergie

Chlorophyll ist ein biologisch bedeutsames Pigment, das die Pflanzenzellen zur Photosynthese befähigt. Die Photosynthese wiederum ist eine der Grundvoraussetzungen für das Leben, denn die Pflanzen wandeln mit Hilfe des Sonnenlichts Kohlen-

Chlorophyll reflektiert den grünen Anteil des Sonnenlichts.

dioxid und Wasser in Sauerstoff und andere organische Stoffe wie Traubenzucker um (Seite 8). Dem Wissenschaftler Dr. Melvin Calvin verdanken wir es, daß die chemischen Reaktionsschritte der Photosynthese bekannt sind. Für seine Forschung benötigte er eine Pflanze, die unkompliziert aufgebaut ist und gleichzeitig einen hohen Chlorophyllanteil hat. Da Chlorella die höchste je in einer Pflanze gemessene Chlorophyllkonzentration besitzt, wurde sie zum Forschungsobjekt für Calvin und verhalf ihm 1961 zur höchsten Auszeichnung in der Wissenschaft, dem Nobelpreis. Die Photosynthese zu beschreiben würde den Rahmen dieses Ratgebers sprengen. Deshalb möchte ich nur kurz erklären, wie Chlorophyll im Inneren der Pflanze wirkt.

Sonnenkollektor Chlorophyll

Chlorophyll, das sich bei Chlorella in den Chloroplasten (Seite 10) befindet, absorbiert das Sonnenlicht. Das heißt, es zieht wie ein Sonnenkollektor energiereiche Lichtteilchen an und nimmt sie auf. Das Chlorophyll absorbiert nur den besonders stabilen roten und blauen Anteil des Sonnenlichts, der auch bei Bewölkung auf die Erde gelangt, und reflektiert den grünen Anteil des Lichts. Gleichzeitig schützt es die Pflanzenzelle vor der ultravioletten Strahlung des Sonnenlichts, indem es die Zelle kühlt und so ein Austrocknen verhindert. Chlorophyll kurbelt außerdem durch die Ausnutzung des Sonnenlichts ständig die Bildung von Nährstoffen in den Pflanzen an. Am Ende der Nahrungskette profitiert davon der Mensch, dem die konzentrierten Wirkstoffe, zum Beispiel von Chlorella, zur Verfügung stehen.

Chlorella enthält 5- bis 10mal mehr Chlorophyll als Spirulina

Chlorophyll fördert die Gesundheit

Wissenschaftler in aller Welt wurden durch die Tatsache, daß Chlorophyll die Pflanzen zur Photosynthese befähigt, dazu ermuntert, den Einfluß von Chlorophyll auf die Gesundheit des Menschen näher zu untersuchen. Bis heute ist einer breiten Öffentlichkeit die außerordentlich gesundheitsfördernde Wirkung dieses einzigartigen Naturstoffes noch völlig unbekannt. Dabei sind die bisherigen Ergebnisse erstaunlich und erfreulich zugleich.

■ Die folgende Aufstellung stellt nur einen relativ kleinen Ausschnitt aus dem tatsächlich sehr umfangreichen Wirkspektrum von Chlorophyll dar.

Chlorophyll

- wirkt gegen eine Reihe von schädlichen Bakterien
- unterdrückt das Wachstum von Nierensteinen
- lindert Schmerzen
- wirkt bei Blutarmut (wahrscheinlich weil der Molekularaufbau des Chlorophylls dem Hämoglobin sehr ähnlich ist)
- gleicht den Blutdruck und die Atmung aus
- stärkt die Herzkraft im Sinne eines Herztonikums
- entwässert mild
- fördert die Ausdauerleistung
- bremst die vorzeitige Alterung der Zellen und Arteriosklerose, weil es schädliche Oxidationsprozesse an der Zellmembran hemmen kann
- fängt freie Radikale ab, die die Zellen schädigen können
- fördert die Wundheilung
- schützt vor schädlicher Strahlung (antimutagen)
- wirkt als Hilfsstoff zur Verhinderung von Krebskrankheiten
- reguliert die Darmtätigkeit
- entgiftet
- bindet Gerüche im Sinne eines Deodorants, das von innen heraus wirkt, zum Beispiel Mundgeruch oder andere unangenehme Körpergerüche sowie alle Ausscheidungen (beispielsweise Schweiß, Urin, Stuhl).

Der Chlorella-Wachstumsfaktor CGF

Nur Chlorella verfügt über den Chlorella Growth Factor. CGF ist ein unverwechselbarer Bestandteil des Zellkerns von Chlorella. Es handelt sich dabei um eine komplexe Verbindung verschiedener wertvoller Substanzen, die das natürliche Wachstum unterstützen.

Was kann CGF?

CGF unterstützt die Darmflora

●Die zur Pflege einer gesunden Darmflora so wichtigen milchsäurebildenden Bakterien vervierfachen ihre Wachstumsrate bei Gabe von CGF, weshalb Chlorella als Probiotikum (Seite 19) einen wirkungsvollen Beitrag zur Darmgesundheit leistet.

●CGF stärkt die körpereigenen Abwehrkräfte. Das ist besonders für Menschen mittleren und höheren Alters wichtig. CGF wirkt außerdem regulierend bei einem gestörten Gleichgewicht des Blutzuckers.

●Unbedingt erwähnen möchte ich die deutliche Steigerung der körperlichen Leistungsfähigkeit nach einer kontinuierlichen Einnahme von Chlorella oder eines flüssigen CGF-Extraktes (Seite 92).

●CGF könnte auch lebensverlängernd wirken. Zumindest in Versuchen ist es mit CGF regelmäßig gelungen, das Leben von Mäusen und anderen Tieren um etwa ein Drittel zu verlängern.

CGF könnte gegen Krebs wirken

●Die Vermehrung von schädlichen Bakterien und Viren sowie die vermehrte krankhafte Zellteilung bei gut- und bösartigen Tumorerkrankungen wird nicht unterstützt, sondern deutlich gebremst beziehungsweise unterdrückt. Eindrucksvolle Ergebnisse aus Tierversuchen bestätigen die antikarzinogene Wirkung von CGF unter anderem bei Lebertumoren, Leukämie und hormonell gesteuerten Tumoren, wie Brustkrebs.

Woraus besteht CGF?

Ähnlich wie beim Gelee Royal konnte, trotz umfangreicher Analysen, noch keine vollständige und endgültige Bestandsaufnahme aller aktiv wirksamen Inhaltsstoffe von CGF erarbeitet werden. Bekannt ist, daß CGF extrem reich an Nucleinsäuren ist, die der menschliche Organismus unter anderem zum Aufbau und Erhalt verschiedener Organe dringend benötigt. Außerdem enthält CGF zahlreiche Vitamine, Aminosäuren, zuckerähnliche Substanzen, komplexe Eiweißkörper, Enzyme und Glykoproteine, denen krebsvorbeugende und entgiftende Eigenschaften zugesprochen werden. Nucleinsäuren sind im menschlichen Körper beteiligt an der stetigen Zellerneuerung, Zellreparatur und am natürlichen Zellwachstum. Der Anteil an Nucleinsäuren im menschlichen Organismus nimmt bereits mit Beginn des dritten Lebensjahrzehnts ab. Dieser Prozeß geht mit vorzeitigem Altern und kontinuierlicher Schwächung des Abwehrkraft einher. CGF wirkt dem entgegen.

Natürliches Zellwachstum

Sporopollein wirkt entgiftend

Häufig ist eine Entgiftung von schädlichen Umweltstoffen, wie Schwermetallen und organischen Lösungsmitteln, medizinisch notwendig. Bis zur Entdeckung von Chlorella konnte ich meinen Patienten nur allgemeine ausleitende Maßnahmen wie Sauna und wassertreibende Mittel zur Unterstützung der körpereigenen Entgiftung anbieten. Sporopollein heißt der Wirkstoff zur Entgiftung, der in Chlorella enthalten ist. Es besitzt die Eigenschaft, Schadstoffe irreversibel zu binden (Seite 70). Bei einer Entgiftung auf natürlicher Basis nimmt Chlorella eine absolute Ausnahmeposition ein, denn nur Chlorella *pyrenoidosa* enthält Sporopollein!

Chlorellin – ein natürliches Antibiotikum

Chlorella wirkt einerseits als Probiotikum, indem es das Wachstum und die Ausbreitung natürlich vorkommender Milchsäurebakterien beispielsweise in der Scheide oder im Dickdarm fördert. Denn Probiotika unterstützen die Vermehrung der Darmbakterien, die für die Gesundheit des Menschen von außerordentlich großer Bedeutung sind. Auf der anderen Seite wirkt das in Chlorella enthaltene Chlorellin als natürliches Antibiotikum. Im Gegensatz zu künstlichen Antibiotika bekämpft es schädliche Bakterien, ohne die übrigen Bakterien in der Darmflora, die für den Menschen nützlich sind, anzugreifen. Künstliche Antibiotika haben häufig unangenehme Nebenwirkungen, weil sie die schädlichen Bakterien und die natürlichen Bakterien gleichermaßen bekämpfen. Bei bakteriellen Infektionen hat sich Chlorella als außerordentlich wirksame, flankierende pflanzliche Heilnahrung erwiesen.

Chlorella enthält ein natürliches Antibiotikum

Hauptnährstoffe und Vitalstoffe

Die Ernährungslehre in der ersten Hälfte des 20. Jahrhunderts war geprägt von der intensiven Erforschung der Hauptnährstoffe: den Eiweißen (Proteine), den Kohlenhydraten und den Fetten. In den letzten Jahrzehnten kamen die Vitamine, Mineralstoffe, Spurenelemente, Enzyme, gesättigten und ungesättigten Fettsäuren sowie die Faserstoffe (Ballaststoffe) hinzu. Letztere stellen als Vitalstoffe die lebensnotwendige Nahrungsergänzung dar. Vitalstoffe werden vom menschlichen Körper über den Magen-Darm-Trakt aufgenommen. In den heute zunehmend industriell verarbeiteten (denaturierten) Nahrungsmitteln sind sie jedoch nur in geringer Konzentration enthalten. Sie sollten daher soviel frisches Obst und Gemüse wie möglich essen, um Ihrem Körper die natürlichen, von der Pflanze selbst produzierten Vitamine und Mineralstoffe zuzuführen. Zeitweise können Sie auch Vitalstoffkonzentrate zu sich nehmen und so ein eventuelles Defizit ausgleichen. Künstlich hergestellte »Vitaminbomben« haben allerdings einen gegenüber Chlorella vergleichsweise geringen Effekt: 1 mg Vitamin B_{12} aus Chlorella besitzt eine 10fach höhere biologische Aktivität als 1 mg Vitamin B_{12} aus künstlicher Produktion.

Lebensnotwendige Nahrungsergänzung

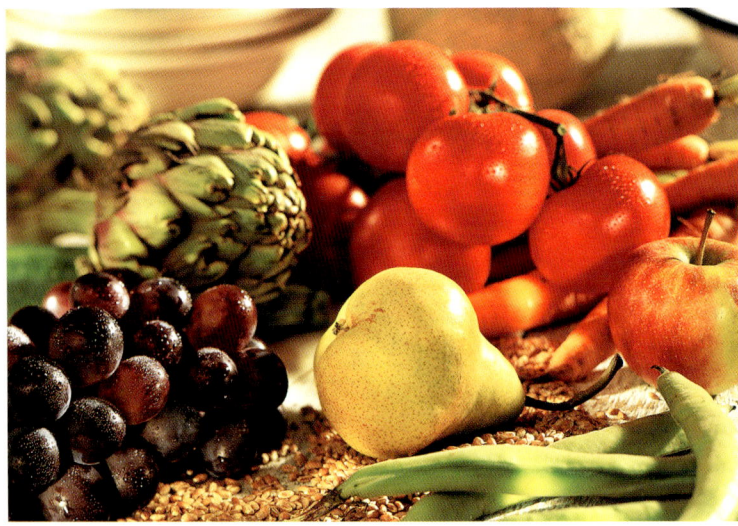

Frisches Obst und Gemüse gehören zu einer gesunden Ernährung – am besten täglich.

Vitamin B$_{12}$

Die Süßwasseralge Chlorella zeichnet sich durch einen ausgesprochen hohen Vitamin-B$_{12}$-Gehalt aus. Bereits bei einer durchschnittlich dosierten Einnahme von 2 bis 3 g Chlorella pro Tag nehmen Sie mehr als das 3fache der von der Deutschen Gesellschaft für Ernährung (DEG) empfohlenen Tagesdosis auf. Der Vitamin-B$_{12}$-Mangel stellt sich meist schleichend und unbemerkt ein. Eine Folge dieses Mangels ist eine Störung bei der Bildung roter Blutkörperchen, die sich mit Symptomen wie Blutarmut und vorzeitiger Erschöpfung äußern kann. Außerdem können sich Funktionsstörungen der Nerven sowie Störungen der Muskelkoordination einstellen. Häufige Ursachen für einen Vitamin-B$_{12}$-Mangel sind chronische Magenerkrankungen, eine streng vegetarische Ernährung, übermäßiger Alkoholkonsum, die altersbedingt reduzierte Nahrungsverwertung und chronische Nervenentzündungen.

Vegetarier brauchen Vitamin-B$_{12}$-Quellen

Vitamin A

Vitamin A ist wichtig für die Sehkraft

Mit einer täglichen Einnahme von durchschnittlich 2 bis 3 g Chlorella wird das Eineinhalbfache des von der DGE empfohlenen Tagesbedarfs an Vitamin A beziehungsweise an Provitamin-A-Carotinoiden wie ß-Carotin gedeckt. Chlorella enthält zwar ausschließlich Carotinoide, der Bedarf des Menschen an Vitamin A kann aber über diese vollständig gedeckt werden. Denn in der Darmwand findet deren Umwandlung zu Vitamin A statt. Bereits ein geringer Vitamin-A-Mangel kann zu Störungen der Sehkraft führen. Hält ein Vitamin-A-Mangel über einen längeren Zeitraum an, kann sich die nächtliche Sehkraft weiter reduzieren und sogar zur Nachtblindheit führen. Andere Mangelsymptome betreffen Irritationen der Haut, einschließlich der Schleimhäute.

WICHTIG

Grenzwerte

Bei den von der Deutschen Gesellschaft für Ernährung (DGE) empfohlenen Richtwerten für den täglichen Vitamin-, Mineralstoff- und Spurenelementebedarf handelt es sich um Mindestwerte. Ein Überschreiten dieser Richtwerte mit 3 bis 4 g Chlorella ist daher völlig unbedenklich.

Vitalstoffanalyse zu Chlorella

Die Chlorella-Hersteller lassen, in freiwilliger Selbstkontrolle, regelmäßig Analysen durchführen. Bei den abgedruckten Werten handelt es sich selbstverständlich um durchschnittliche Werte, da alle Analyseergebnisse, je nach Jahreszeit und Anbaugebiet, gewissen Schwankungen unterliegen.

Chlorella enthält pro 100 g

Wasser	2,7	%	Fettsäuren		
Eiweiß	60,0	%	ungesättigte	225,0	mg
Fett	11,0	%	gesättigte	50,0	mg
Ballaststoffe	2,6	%	Nucleinsäuren		
Kohlenhydrate	20,0	%	(RNA/DNA)	30,0	%
Energie	13	kcal pro 3 g	Chlorophyll	3,6	g
			Xantophyll	425,0	mg
			Inositol	89,0	mg
Vitamine und Mineralstoffe			**Aminosäuren**		
Eisen	225,0	mg	Arginin	3,60	g
Calcium	341,0	mg	Lysin	3,46	g
Kalium	885,0	mg	Histidin	1,26	g
Magnesium	373,0	mg	Phenylalanin	3,03	g
Zink	4,1	mg	Tyrosin	2,22	g
Mangan	5,7	mg	Leucin	5,08	g
Selen	7,0	µg	Isoleucin	2,39	g
Jod	< 0,5	mg	Methionin	1,41	g
ß-Carotin	86,8	mg	Valin	3,75	g
Carotin	124,0	mg	Alanin	4,65	g
Vitamin B_1	1,9	mg	Glycin	3,35	g
Vitamin B_2	4,6	mg	Prolin	2,61	g
Vitamin B_3	20,0	mg	Glutaminsäure	5,93	g
Vitamin B_6	1,4	mg	Serin	2,15	g
Vitamin B_{12}	0,6	mg	Threonin	2,63	g
Folsäure	1,2	mg	Asparaginsäure	5,08	g
Vitamin C	59,0	mg	Tryptophan	1,35	g
Vitamin E	5,7	mg	Cystein	0,69	g
			Ornithin	0,06	g

Chlorella als Nahrungs-ergänzung

In Deutschland ist die Süßwasseralge Chlorella noch relativ unbekannt. Seit Beginn der neunziger Jahre ist Chlorella jedoch problemlos über den Handel zu beziehen.

Tablette, Kapsel oder Pulver

● Die verbreitetste Darreichungsform ist die Tablette. Die Chlorellatabletten der verschiedenen Hersteller variieren in ihrer Konzentration meistens zwischen 200 bis 400 mg. In der Regel enthält eine Packung 200 bis 350 Stück. Es sind aber auch Tabletten bis zu 1 000 mg im Handel. Größere Tabletten mit einem Gewicht von mehr als 350 bis 400 mg sind allerdings ohne Bindemittel und die Anwendung hohen Preßdrucks nicht herzustellen. Hoher Preßdruck aber erzeugt Hitze und schadet den Vitalstoffen in Chlorella.
● Bei Kapseln handelt es sich häufig um Importprodukte aus den USA. Hier sind 330 bis 520 mg Chlorella pro Kapsel die Regel.
● Reines Chlorellapulver ist in einer 500-g-Dose über den Versandhandel VitaGreen (Seite 92) zu beziehen.

■ Alle in Chlorella vorkommenden Wirkstoffe wie Chlorophyll, CGF, Sporopollein, Chlorellin und Vitamine sind sowohl in Chlorellatabletten als auch in Kapseln oder als Pulver enthalten.

Qualitätskontrolle

Vorweg möchte ich betonen, daß mangelhafte Qualität bei Chlorellaprodukten glücklicherweise die seltene Ausnahme darstellt. Wie die Erfahrung auf anderen Gebieten der Nahrungsergänzung zeigt, sind jedoch bei weiter steigender Nachfrage Qualitätseinbußen nicht hundertprozentig auszuschließen.
Sie können sich von allen seriösen Herstellern Proben zusenden lassen. Fragen Sie danach! Außerdem empfehle ich Ihnen,

MEIN TIP
Aufgrund der verwirrenden Vielfalt von unterschiedlichen Packungsgrößen empfehle ich, beim Preisvergleich das Gesamtgewicht pro Packung zu berücksichtigen und dann mittels Dreisatz den Preis pro Gramm zu ermitteln.

Qualitäts-nachweis

sich vom Hersteller die Kopie eines Analysezertifikats schicken zu lassen (Beispiel Seite 22). Es sollte neben dem Hauptnährstoff- und Vitalstoffgehalt auch eine Analyse der wichtigsten Schadstoffe (Quecksilber, Arsen, Blei, Cadmium, Aluminium, Benzol und DDT) enthalten und Auskunft über organische Verunreinigungen (coli-forme Bakterien) geben. Es ist keinesfalls ein Zeichen höchster Qualität, wenn die Schadstoffanalyse negativ ausfällt, also keine Verunreinigungen aufweist. Geringste Konzentrationen von Schwermetallen in der Analyse belegen die Stärke Chlorellas, sich irreversibel mit Schadstoffen zu verbinden (Seite 12 und 13).

Die Farbe von Chlorella

> **MEIN TIP**
> Sie können anhand der satt dunkelgrü-nen Farbe und des heuartig frischen Geruchs ganz leicht die Qualität Ihres Chlorellapro-duktes prüfen.

Chlorellaprodukte optimaler Qualität leuchten gleichmäßig dunkelgrün. Da Chlorella aufgrund des hohen Chloro-phyllgehaltes sehr lichtempfindlich ist, verblaßt sie schnell, sobald sie längere Zeit dem Licht ausgesetzt wird. Blasse Ware ist alt und biologisch nicht mehr so wertvoll, in der Regel aber unschädlich. Keinesfalls sollte Chlorella gesprenkelt oder fleckig sein. In diesem Fall ist die

Nur dunkel-grüne Ware ist frisch

Reinheit des Produktes nicht mehr gewährleistet. Sie sollten derart veränderte Chlorellaprodukte nicht mehr zu sich nehmen. Eine deutliche Abweichung von der Färbung in Richtung Blau könnte auf eine Mischung mit Blaugrünbakterien hinweisen. Ist auf der Packung aber allein Chlorella *pyrenoidosa* als einziger Inhaltsstoff deklariert, rate ich auch hier vom Verzehr ab.

Der Geruch von Chlorella

Alle Chlorellaprodukte riechen intensiv, heuartig frisch. Tabletten riechen selbstverständlich grundsätzlich etwas stärker als Kapseln mit Chlorella. Sollten Chlorellaprodukte kaum oder gar nicht riechen, so besteht der Verdacht, daß diese Ware alt ist. Scharfer oder gar stechender Geruch könnte beispielsweise auf eine Verun-reinigung mit Blaugrünbakterien hinweisen. Vom Verzehr ist auch in solchen Fällen sicherheitshalber abzuraten.

Kaum Nebenwirkungen

Vor allem in Asien und den USA gehört Chlorella für Millionen Menschen zur täglichen Ernährung. Sie nehmen es in Form von Nudeln und anderen Teigwaren, als Getränk oder als Tablette zu sich. Die Ernährung oder Nahrungsergänzung mit Chlorella ist unproblematisch und ruft keine schädlichen Nebenwirkungen hervor.

Sehr gut verträglich

WICHTIG
Die durchschnittliche Tagesdosis von 2 bis 3 g Chlorella wird von Erwachsenen und Kindern sehr gut vertragen.

● Nebenwirkungen, durch die meine Patienten gezwungen waren, Chlorella abzusetzen, sind in meiner Praxis extrem selten!

● Allergische Reaktionen auf Chlorella sind allerdings denkbar und nicht auszuschließen. Während meiner mehrjährigen Praxiserfahrung mit Chlorella habe ich aber keine Allergie auf Chlorella erlebt!

● Wissenschaftliche Untersuchungen, haben ergeben, daß der Verzehr von bis zu 1 kg Chlorella täglich unbedenklich ist. Ich kenne jedoch niemanden, der jemals eine solche Mengen vertilgt hätte. Vermutlich wären bis auf einen unangenehmen Magendruck keine Nebenwirkungen zu beklagen.

Blähungen

Zu den seltenen Reaktionen nach Einnahme von Chlorella gehört vermehrte Bildung von Darmgasen. Beschwerden dieser Art sind erfahrungsgemäß flüchtig und halten selten mehrere Tage an, auch wenn Chlorella weiter eingenommen wird.

Blähungen vergehen schnell

Diese Blähungen sind häufig Zeichen für eine gestörte Darmflora. Gerade hier ist Chlorella von besonderem Wert, weil die Süßwasseralge das Darmmilieu entgiftet und die gestörte Darmflora regeneriert. Sobald sich diese Wirkung im Darm positiv durchgesetzt hat, verschwinden die Blähungen nach einigen Tagen, in ganz seltenen Fällen spätestens nach 1 bis 1,5 Wochen.

MEIN TIP
Wenn Sie Blähungen bekommen haben, sollten Sie die Flüssigkeitsmenge erhöhen, mit der Sie Chlorella einnehmen. Essen Sie zusätzlich Milchprodukte mit linksdrehender Milchsäure wie Kefir, Joghurt, Sauermilch oder Buttermilch.

Irritation des Magen-Darm-Traktes

Unterstützt die Darm- gesundheit

Äußerst selten beobachte ich Irritationen des Magen-Darm-Traktes mit Völlegefühl, Übelkeit, Durchfall oder milder Verstopfung. Ein völlig harmloser, geringfügiger Anstieg der Körpertemperatur und leichte Kopfschmerzen sind eher ein Zeichen erhöhter Chlorellabedürftigkeit. Gerade Menschen mit »schwachem« Magen oder Darm neigen gelegentlich zu dieser Übergangsreaktion. Auch können sich versteckte Belastungen durch Giftstoffe auf diese Weise plötzlich melden. Wer anfangs derart auf Chlorella reagiert, wird auf Dauer gesundheitlich von einer Chlorellatherapie profitieren.

Hautreaktionen

Kleine rötliche Flecken oder Pickel gehören zu den Nebenwirkungen der Süßwasseralge, die ausgesprochen selten auftreten. Auch sie stellen keine wirkliche Allergie auf Chlorella dar, sondern sind eher als Ausleitung von Giftstoffen über die Haut zu betrachten. Vorsichtshalber sollten Sie die Einnahme von Chlorella dann allerdings unterbrechen und einen Arzt konsultieren. Nach Ausschluß einer allergischen Reaktion ist es in aller Regel möglich, Chlorella in ansteigender Dosis wieder einzunehmen. Beginnen Sie mit etwa 200 mg täglich (je nach Produkt auch etwas mehr), und steigern Sie die Dosis jeden Tag um dieselbe Menge. Wenn sich erneut Hautreaktionen zeigen, bevor Sie die tägliche Dosis von 2 bis 3 g erreicht haben, reduzieren Sie die Dosis wieder um 1 bis 2 Tabletten oder Kapseln pro Tag, solange, bis Sie Ihre individuelle Toleranzgrenze gefunden haben. Bleiben Sie mehrere Wochen bei dieser Dosis, ehe Sie erneut versuchen, die tägliche Einnahmemenge zu erhöhen. Diese Erhöhung gelingt dann in aller Regel mühelos.

Entgiftung über die Haut

Im Rahmen medizinischer Anwendungen verordne ich häufig die Einnahme von 20 bis 30 g Chlorella täglich, oft über mehrere Wochen. Bisher konnte ich in keinem Fall außergewöhnliche Nebenwirkungen feststellen. Im Gegenteil: viele meiner Patienten berichten nach der Einnahme von Chlorella von einem stetig steigenden Wohlgefühl!

Allgemeine Dosierung

Spezielle Hinweise zur Dosierung finden Sie jeweils bei den Anwendungsbeispielen im praktischen Teil dieses Buches.

Mit einer Briefwaage können Sie die jeweilige Menge aufs Gramm genau auswiegen.

Aber auch mit Hilfe der Dreisatzrechnung läßt sich die empfohlene Menge ganz einfach ermitteln (siehe Formel im Tip-Kasten).

MEIN TIP

Dreisatzrechnung

Angenommen, eine einzige Chlorellatablette wiegt 0,25 g, wie viele Tabletten ergeben dann 3 g?

$$0,25 \text{ g} = 1 \text{ Tablette}$$
$$3 \text{ g} = ?$$

Teilen Sie zunächst $\frac{1 \text{ g}}{0,25 \text{ g}}$, das ergibt 4 Tabletten. Multiplizieren Sie dieses Ergebnis mit 3 g und Sie erhalten 12.
Also: 3 g Chlorella sind 12 Tabletten à 0,25 g.

2 bis 3 g Chlorella täglich

● Im allgemeinen empfehle ich, täglich 2 bis 3 g Chlorella mit viel Wasser ergänzend zu den Mahlzeiten einzunehmen. Sie können diese Dosis auf einmal, beispielsweise morgens, zu sich nehmen oder die Menge auf zwei Einnahmezeiten verteilen. Es hat sich bewährt, eine Hälfte morgens und die andere Hälfte abends einzunehmen.

Stuhl färbt sich grün

● Ihr Stuhl wird sich schon bald in unterschiedlicher Intensität grün verfärben. Ursache dieser Verfärbung ist der hohe Gehalt an Chlorophyll in Chlorella und vollkommen harmlos! Keinesfalls ist diese Grünfärbung als Folge einer Überdosierung zu interpretieren.

Verdauung wird angeregt

● Viele Menschen beobachten eine Zunahme an geformter Stuhlmenge. Noch öfter berichten mir Patienten, daß sie mit Chlorella statt einmal am Tag nun bis zu dreimal täglich geformten Stuhlgang hätten. Die Volumenzunahme des Stuhls und die erhöhte Stuhlganghäufigkeit sind ebenso erwünscht wie harmlos und lediglich ein Ausdruck für die wiedergewonnene Entgiftungsleistung eines gesunden Darmes.

■ Viele chronische Krankheiten hängen mit einer Erkrankung des Darms zusammen, zum Beispiel die chronische Darmträgheit, aber auch nervöser Durchfall und Pilzerkrankungen.

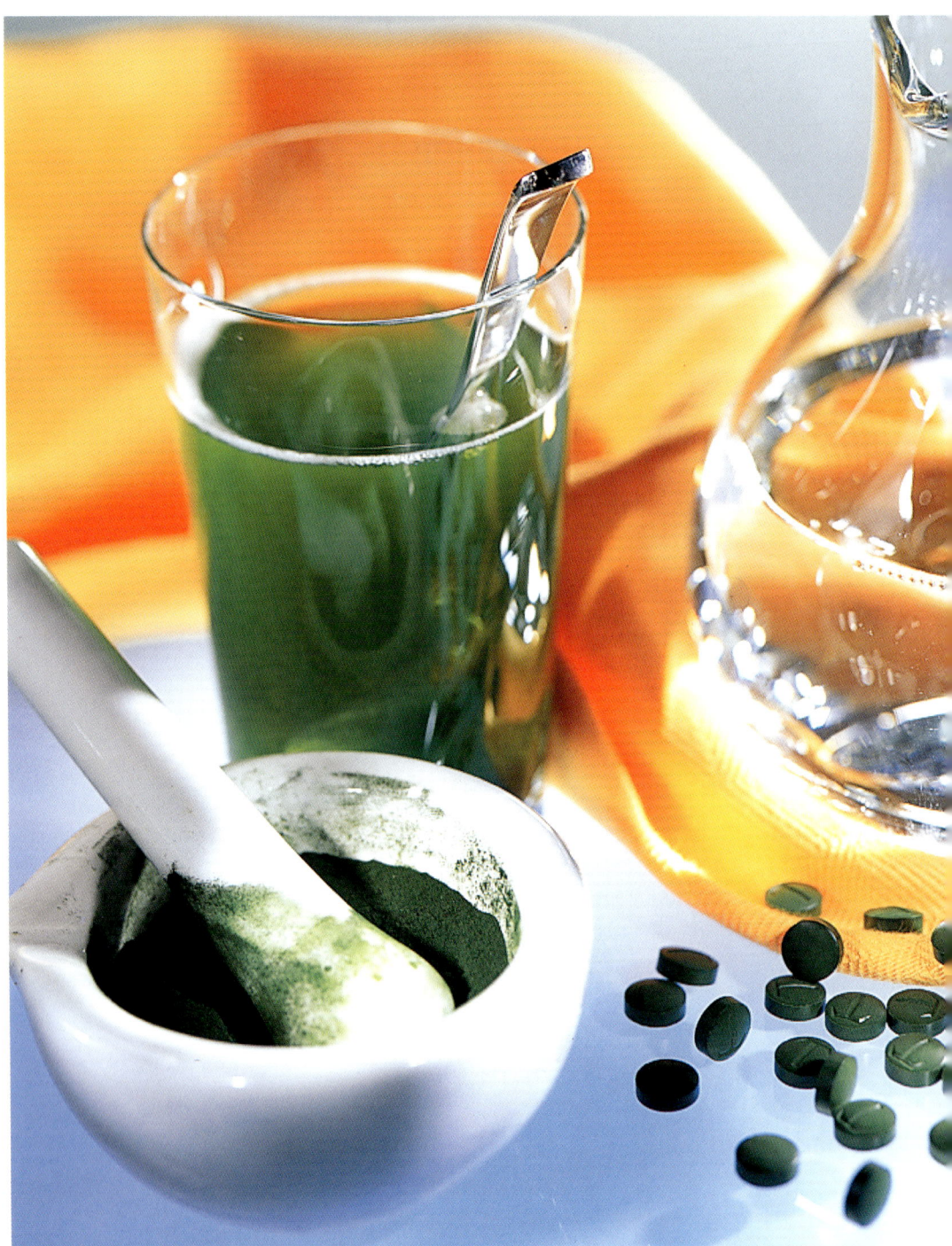

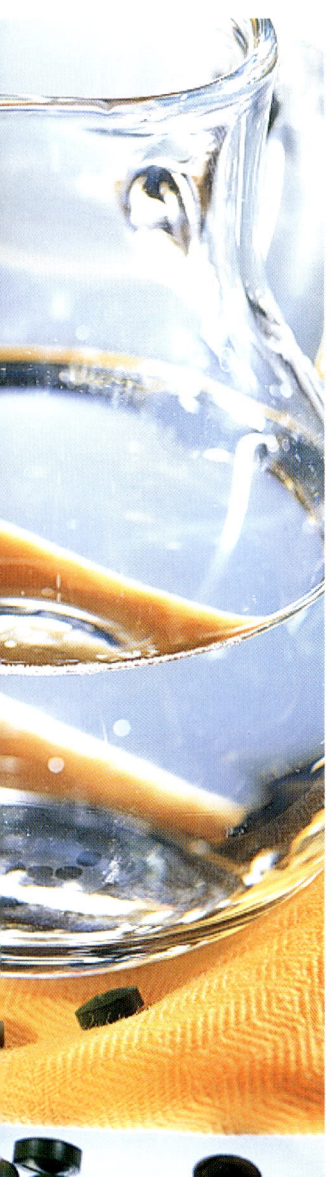

Natürlich fit mit Chlorella

Eine alte Volksweisheit besagt, daß gegen jede Krankheit ein Kraut gewachsen ist, und eine andere, daß der Mensch ist, was er ißt! Die Chinesen sind überzeugt, daß man mit Chlorella die Gesundheit im wahrsten Sinne des Wortes essen kann.
Auf den folgenden Seiten lernen Sie die unterschiedlichsten gesundheitsfördernden Anwendungen mit Chlorella kennen. Sie erhalten hier konkrete Antworten auf Fragen rund um Ihr Wohlbefinden, die auf der Basis langjähriger ärztlicher Praxis entwickelt wurden.

Wellness durch Chlorella

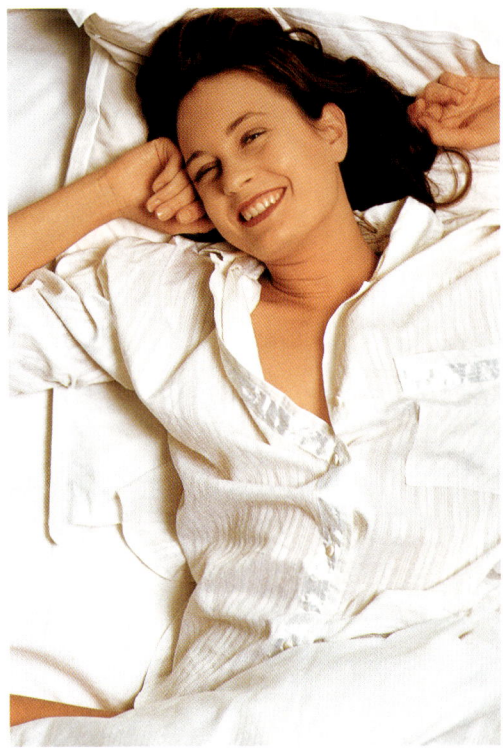

Vorbeugung gegen Krankheit, aber auch zu ihrer Überwindung bewährt:

● Genießen Sie Ihre Speisen, essen Sie mit Freude und Lust.
● Geben Sie einer naturbelassenen Ernährung mit viel Obst und Gemüse den Vorzug.
● Reduzieren Sie den Anteil denaturierter Lebensmittel.
● Essen Sie maximal 2mal pro Woche Fleisch oder Fisch. Kaufen Sie Fleisch aus kontrollierter, artgerechter Haltung.
● Achten Sie auf regelmäßigen Stuhlgang – ernähren Sie sich ballaststoffreich.
● Fördern Sie Ihre Darmgesundheit durch regelmäßigen Genuß von gesäuerten Milchprodukten (beispielsweise Joghurt, Sauermilch …) mit linksdrehender Milchsäure.
● Trinken Sie täglich mindestens 2 Liter Früchtetee oder stilles Mineralwasser.
● Reduzieren Sie Ihren Koffeinkonsum; maximal eine Tasse Kaffee pro Tag!
● Verwenden Sie nach Möglichkeit nur Nahrungs-, Haushalts- und Körperpflegemittel (auch Kosmetika) ohne Schadstoffe.

Auf eine gesunde Lebensweise achten

Viel trinken – aber das Richtige

Mit Chlorella können Sie Ihr allgemeines Wohlbefinden steigern. Bevor ich Ihnen die vielfältigen Nutzungsmöglichkeiten von Chlorella für Ihre Gesundheit im einzelnen vorstelle, möchte ich einige grundsätzliche Empfehlungen für eine gesunde Lebensweise vorausschicken. So haben sich auf der Basis naturheilkundlicher Traditionen folgende Verhaltensweisen zur

- Kaufen Sie schadstoffarme, besser schadstofffreie Produkte.
- Egal, ob passiv oder aktiv: Vermeiden Sie das Rauchen!
- Lassen Sie sich von Ihrem Zahnarzt in die richtige Mundhygiene einweisen.
- Besuchen Sie 1- bis 2mal pro Woche eine Sauna. Saunieren Sie »soft«, das heißt bei einer Temperatur von 65 bis 75 °C. Ideal sind Biosaunen.
- Verschaffen Sie sich regelmäßige Bewegung wie laufen, schwimmen, radfahren; vermeiden Sie aber unbedingt körperliche Überforderung.
- Bewegen Sie sich täglich an der frischen Luft. Machen Sie ausgiebige Spaziergänge.
- Sorgen Sie für einen ausreichend langen Nachtschlaf. Gehen Sie möglichst immer vor Mitternacht zu Bett.
- Versuchen Sie einen geregelten Tagesablauf mit wiederkehrenden Zeiten der Muße einzuführen. Wenn es Ihnen möglich ist, halten Sie einen Mittagsschlaf!
- Sorgen Sie für harmonische zwischenmenschliche Beziehungen, und pflegen Sie Freundschaften.
- Üben Sie täglich autogenes Training oder andere Entspannungstechniken.
- Achten Sie auf Ihre Träume und auf Ihre »innere Stimme«.

Schlaf und Muße sind eine Wohltat

- Führen Sie regelmäßige Kuren mit Chlorella durch (zum Beispiel 3 x 1 g über 6 Monate).

Gesunde Zellen

Der menschliche Körper besteht aus 70 bis 100 Billionen Zellen, wovon sich die meisten ständig erneuern. Zunächst bleibt die individuelle Anzahl der Zellen bei jedem Menschen über weite Strecken seines Lebens konstant. Mit fortschreitendem Alter kommt es jedoch zur Schwächung der Zellfunktion, außerdem nimmt die Anzahl der Zellen allmählich ab.
Über Eiweiß, Kohlenhydrate und Fett besorgt sich der Körper Brennstoffe (Kalorien) zur Energieversorgung der Zellen. Vitamine und Mineralstoffe sind die notwendigenVitalstoffe, mit deren Hilfe der innerzelluläre Verbrennungsprozess zur Energiegewinnung in Gang gesetzt wird. Nehmen wir mehr Brennstoffe auf, als unser Körper benötigt, wandelt er sie in Fette um und speichert sie als stille Reserven. Eine ausgewogene Ernährung beinhaltet die Aufnahme von Brennstoffen *und* Vitalstoffen. Wer sich hauptsächlich von denaturierten Lebensmitteln ernährt, also

Anzahl der Zellen nimmt ab

Unterstützen Sie die Zellerneuerung

zuwenig Vitalstoffe zu sich nimmt, verhindert die Verstoffwechslung von Brennstoffen und nimmt zu.

Biochemische Fitneß

Biochemische Fitneß bedeutet, daß jede Körperzelle laufend optimal mit natürlichen Vitaminen und Mineralstoffen versorgt wird und nicht mit einem Überangebot an sogenannten leeren Brennstoffkalorien (zum Beispiel aus Kohlenhydraten und Fetten).

> **WICHTIG**
> Damit eventuelle, schwerwiegende medizinische Ursachen von Alltagsbeschwerden nicht übersehen werden, sollten Sie sich vor der Einnahme von Chlorella grundsätzlich erst einmal von Ihrem Hausarzt untersuchen lassen.

Körperliche Fitneß allein sagt nichts über die Gesundheit aus

Die biochemische Fitneß ist nicht gleichbedeutend mit der muskulären Fitneß. Eine Vergrößerung von Muskelzellen durch Muskeltraining geht nämlich nicht automatisch mit einer Verbesserung des Zellstoffwechsels einher. Um also gesund zu bleiben oder wieder gesund zu werden, sollten Sie in erster Linie auf ihre biochemische Fitneß achten.

■ Chlorella ist wegen der Fülle an natürlichen Vitalstoffen die ideale Nahrungsergänzung für alle, die fit bleiben wollen.

■ Alle folgenden Fallbeispiele stammen entweder aus meiner Praxis, meinem Bekannten- und Freundeskreis oder aus den Praxen mir bekannter Ärzte.

Wer Sport treibt, hat einen höheren Ernergieverbrauch, den er durch richtige Ernährung ausgleichen muß.

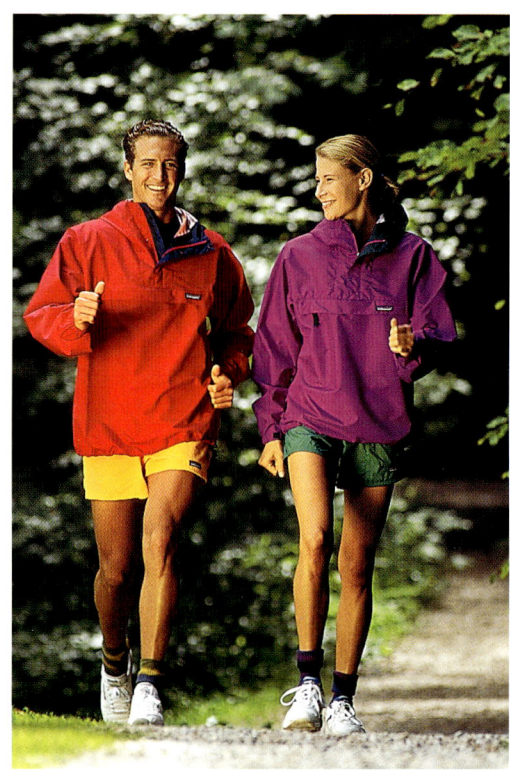

Vitalität und Leistungssteigerung

Nahezu alle Menschen, die Chlorella in einer täglichen Dosis von 2 bis 3 g einnehmen, berichten nach 4 bis 6 Wochen über ein erhöhtes Leistungsvermögen. Einige stellen fest, daß sie wieder mit größerer Leichtigkeit Treppensteigen oder Fahrradfahren können. Andere verspüren mehr Elan auf geistiger Ebene und sind allgemein motivierter. Sollten Sie wider Erwarten keine positive Wirkung verspüren, geben Sie sich noch ein wenig Zeit, und warten Sie ab, ob Sie zu denjenigen gehören, die erst nach 2 bis 3 Monaten eine Steigerung ihrer Leistungfähigkeit bemerken.

Spätestens nach 3 Monaten eine positive Wirkung

▶ Achten Sie auch darauf, ob sich nicht vielleicht eine unerwartete positive Wirkung eingestellt hat, ehe Sie die Einnahme von Chlorella abbrechen, oder besser, mit erhöhter Dosis von 4 bis 5 g pro Tag fortsetzen.

Fallbeispiel
Eine 57jährige Frau wollte die Durchblutung ihrer Venen verbessern. Die Beine seien immer so schwer. Ich riet ihr, täglich 2 x 2,5 g Chlorella zur allgemeinen Stärkung einzunehmen.

Was die Krampfadern betrifft, käme jedoch nur eine Operation in Frage. Ein Jahr später berichtete mir die Frau, daß sich die Stauungsbeschwerden zwar kaum gebessert hätten, aber seit der Einnahme von Chlorella folgende Veränderungen eingetreten seien: Heute könne sie auf den größten Teil ihrer Asthmamedikamente verzichten. Außerdem sei ihr Stuhlgang regelmäßiger geworden, ihre Leberwerte seien niedriger und ihr Blutzucker spiele nicht mehr verrückt.

Chlorella hilft manchmal anders als erwartet

■ Eigentlich wollte diese Frau ihr Venenleiden mit Chlorella verbessern. Andere positive Wirkungen stellten sich ein!

Fallbeispiel
Ein 23jähriger Student ohne finanzielle Unterstützung arbeitet nachts in einer Druckerei, tagsüber fährt er Taxi. Die Doppelbelastung durch Arbeit und Studium brachte ihn häufig an die Grenzen seiner Leistungsfähigkeit. Schon nach 3 Monaten mit täglich 5 g Chlorella spürte er eine Zunahme seiner Vitalität. Auch schläft er nun viel besser und fühlt sich morgens erholt.
Grundsätzlich sollten derart stressige Situationen aber unbedingt zeitlich begrenzt bleiben!

Chlorella schärft den Blick

Wenn die Sehschärfe abnimmt

Chlorella ist reich an Xantho-phyll. Xanthophyll ist ein gel-bes Farbpigment, dem der gelbe Fleck im Auge, die Macula, ihren Namen verdankt. Beim gelben Fleck handelt es sich um die Stelle des schärfsten Sehens. Xanthophyll kommt unter an-derem die Aufgabe zu, das Auge vor Blendung zu schützen. Mit zunehmendem Alter nimmt die Xanthophyll-Konzentration der Macula ab.

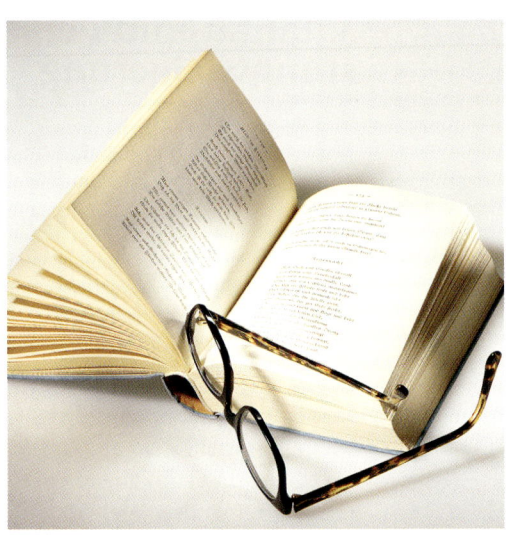

▶ Achten Sie deshalb auf einen hohen Xanthophyllgehalt in Ihrer Ernährung, und essen Sie vorbeugend viel buntes Obst und Gemüse.

MEIN TIP

Außerdem hat sich die kurmäßige Einnahme von 2 x 2 g Chlorella pro Tag bewährt. Sie verhindert die vorzeitige Alterung der Macula, und somit die Beeinträchtigung der Sehfähigkeit.

Fallbeispiel

Eine 76jährige Dame litt sehr unter einer beginnenden Lin-sentrübung und Durchblu-tungsstörungen der Netzhaut. Nach der Einnahme von täg-lich 2 x 2 g Chlorella über drei Monate konnte sie wieder be-deutend schärfer sehen.

Fallbeispiel

Ein 74jähriger Mann mit einer Macula-Degeneration und ex-trem eingeschränkter Sehfähig-keit nahm nur noch Schatten und grobe Umrisse war, was seine Lebensqualität stark be-einträchtigte. Ich riet ihm eine tägliche Dosis von 2 x 2 g Chlorella über zwölf Monate einzunehmen. Nach einem Jahr konnte er deutlich besser sehen. Diese zunächst subjekti-ve Wahrnehmung konnte durch einen Sehtest beim Augenarzt bestätigt werden.

Mit guten Augen kann es die reine Erholung sein, einen dicken Roman zu lesen.

Fit im Kopf

In meine Praxis kommen häufig Schüler und Studenten, die sich den hohen Leistungsanforderungen, vor allem in Zeiten der Prüfungsvorbereitungen, nicht gewachsen fühlen. Eltern beklagen Lernschwierigkeiten ihrer Kinder. Andere Patienten wiederum klagen über Konzentrationsmangel am Arbeitsplatz oder einfach über ihre zunehmende Vergeßlichkeit.

Oft lösen sich Lernblockaden durch Sport wie von alleine. Dafür sorgen der Abbau von Streßhormonen und die vermehrte Hirndurchblutung während des Sportes. Bei Lernschwierigkeiten oder Konzentrationsmangel helfen aber auch 3 bis 4 g Chlorella, die Sie täglich über mindestens sechs Monate nehmen sollten.

Hilfe bei Konzentrationsmangel

Fallbeispiel

Ein 7jähriger Junge, der wegen Hyperaktivität und Lernschwierigkeiten auf eine Förderschule wechseln mußte, bekam ein Jahr lang 5 g Chlorella täglich, da bei einer Haar- und Urinanalyse erhöhte Schwermetallwerte festgestellt wurden. Nach einem Jahr gelang der Wechsel auf die Regelschule. Lernschwierigkeiten und Hyperaktivität haben sich erheblich gebessert. Auch

Schwermetalle als Ursache

in seiner körperlichen Entwicklung hat er bereits aufgeholt.

MEIN TIP

Mindestens einen Monat vor einer Prüfung sollten Sie mit 4 g Chlorella täglich beginnen und am Tag vor der Prüfung und am Prüfungstag selbst 8 g einnehmen. Treiben Sie auch in heftigen Lernphasen regelmäßig Sport.

Viele meiner jungen Patienten konnten ihre schulischen Leistungen deutlich steigern.

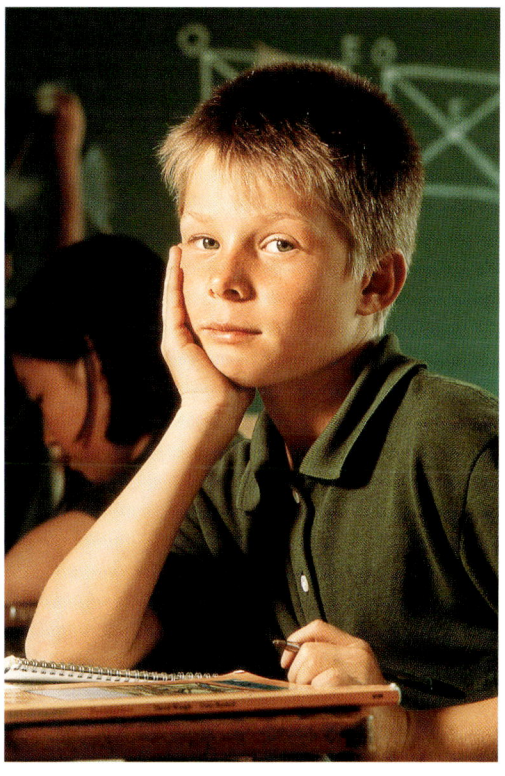

Entspannte körperliche Bewegung an der frischen Luft stärkt ebenfalls die Abwehrkräfte.

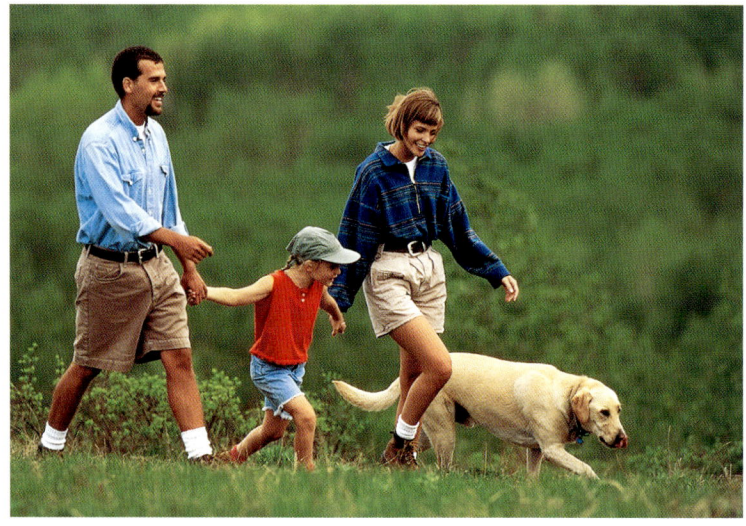

Stärkung der Abwehrkräfte

Ein gut funktionierendes Abwehrsystem erkennt und vernichtet körperfremde Substanzen, die in den Körper eingedrungen sind. Auf bekannte Eindringlinge reagiert es besonders effektiv.

Als Teil des Abwehrsystems wirkt das körpereigene Protein Interferon besonders gegen Viren und Bakterien. Unsere Freßzellen sind außerdem in der Lage, Krebszellen und Bakterien direkt zu vertilgen. Chlorella stärkt das Immunsystem dadurch, daß es die Freßzellen unterstützt und die körpereigene Interferonbildung ankurbelt.

Fallbeispiel

Ein 38jähriger, selbständiger Unternehmer war in der feuchtkalten Jahreszeit dauernd erkältet und bekam nahezu jede Grippe! Mit täglich 5 g Chlorella kam der Mann wieder fantastisch durch den Winter.

Nicht jeder Schnupfen wird zu einer Erkältung

MEIN TIP

Stärken Sie Ihr Immunsystem, schon bevor es gefordert wird. Zum Schutz vor grippalen Infekten empfehle ich bereits ab Mitte September und dann über 3 bis 6 Monate hinweg 2 bis 3 g Chlorella täglich einzunehmen.

Reisebegleiter Chlorella

Reisen in warme Länder fordern unser Immunsystem sehr. Häufig wird unser Abwehrsystem sogar überfordert, weil ihm manche Erreger bisher völlig fremd waren. Chlorella ersetzt zwar keine der notwendigen Impfprophylaxen, aber Sie helfen damit Ihrem Immunsystem, die unterschiedlichen Herausforderungen, beispielsweise durch schlechte hygienische Verhältnisse, leichter zu überstehen.

Auf Klimawechsel vorbereitet sein

> **MEIN TIP**
> Zur Stärkung des Immunsystems:
> **Beginnen** Sie am besten bereits vier Wochen vor einer Reise damit, 3 bis 4 g Chlorella einzunehmen und setzen Sie Chlorella frühestens vier Wochen nach der Reise wieder ab.

Hilfe bei Langstreckenflügen

Auf Langstreckenflügen sind wir den vielfältigsten belastenden Reizen ausgesetzt: Lärm, intensiver Strahlung, Trockenheit und Zugluft aus der Klimaanlage, einer allmählichen Verschlechterung der hygienischen Verhältnisse auf den Toiletten und dem belastenden Wechsel der Zeitzonen. Viele meiner Bekannten und Freunde können solch anstrengende Flugreisen dank der Hilfe von Chlorella jetzt wieder genießen.

Mit dem »Jetlag« fertig werden

Fallbeispiel

Ein 29jähriger Mann ist aus beruflichen Gründen mehr als die Hälfte des Jahres mit dem Flugzeug unterwegs.
Bevor er Chlorella kannte, hat er unterwegs regelmäßig unter Durchfällen und Appetitlosigkeit gelitten. Er spielte zeitweise sogar mit dem Gedanken, den Beruf zu wechseln. Nur wenige Wochen, nachdem er begonnen hatte, regelmäßig 5 g Chlorella zu nehmen, waren seine Reisebeschwerden beinahe wie weggeblasen.

> **MEIN TIP**
> Gegen »Jetlag«: Nehmen Sie 2 Tage vor Ihrem Flug 5 g Chlorella. Behalten Sie diese Dosis während des Auslandsaufenthaltes bei, und setzen Sie Chlorella frühestens 2 bis 5 Tage nach Ihrer Rückkehr wieder ab.

Freude am Sport

Immer mehr Menschen treiben Sport. In meiner Praxis berate ich Leistungssportler, aber auch leistungsorientierte, semiprofessionelle sowie oft nicht minder ambitionierte Freizeitsportler. Die einen streben nach mehr Ausdauer, Kraft, Schnelligkeit und Koordination, die anderen wollen sich ihre körperliche Fitneß möglichst lange erhalten.

Leistungssteigerung mit Chlorella

Vorweg: Eine ausgewogene Ernährung hat einen entscheidenden Einfluß auf die Gesundheit und die Leistungsfähigkeit des menschlichen Organismus, Ernährungsfehler lassen sich nicht durch Sport ausgleichen! Im Gegenteil, hartes Training, beispielsweise im Bereich des Leistungssports, kann zu einer Schwächung des Immunsystems führen, weil viele Mineralien ausgeschwitzt werden. Dieser Mineralstoffverlust kann durch die richtige Wahl und Menge der Getränke (Mineralwasser mit hohem Mineralgehalt), und durch Chlorella wieder ausgeglichen werden. Chlorella hält für Sportler allerdings noch weitere Vorteile bereit. Neben ihrer immunstärkenden

Mineralstoffverluste ausgleichen

Wirkung sorgt sie, als vitalstoffreiche Nahrungsergänzung, für einen optimalen Sauerstofftransport, weil sie die Bildung roter Blutkörperchen und des Hämoglobins unterstützt. Die im CGF (Seite 18) enthaltenen Nucleinsäuren heben das Energieniveau und fördern die Kraftausdauer. Außerdem unterstützen sie die Regenerationsphase des Körpers nach sportlicher Betätigung. Auch Verletzungen des Bandapparates (zum Beispiel Zerrungen) und der Haut (zum Beispiel Blasen) heilen nach der Einnahme von Chlorella schneller, denn die Alge unterstützt die Bildung bestimmter Fibroblasten. Diese körpereigenen Zellen sind maßgeblich am Aufbau des Bindegewebes beteiligt.

»Doping« erlaubt – mit Chlorella

Fallbeispiel

Ein 45jähriger, ausgesprochen ehrgeiziger Freizeitsportler und Jogger konnte nach der Einnahme von Chlorella die Marathonstrecke zum ersten Mal unter 3 Stunden 45 Minuten laufen! Stolz erklärte er mir, daß sich seine Zeiten seit der regelmäßigen Einnahme von Chlorella deutlich verbessert hätten. »Das ist durch Training allein überhaupt nicht zu erklären«, antwortete er auf meine Nachfrage hin.

Fallbeispiel

Ein 48jähriger, ambitionierter Jogger, der im Winter auf einem Fahrradergometer trainiert, machte folgende Erfahrung: Nach 4wöchiger Einnahme von 10 g Chlorella täglich konnte er seine Leistung um 25 Watt steigern – bei gleicherPulsfrequenz. Nach der Wintersaison hatte sich seine Ausdauer deutlich verbessert. Der Mann war nun in der Lage, sein wöchentliches Laufpensum um ganze 10 km zu erhöhen.

MEIN TIP

In Wettkampfphasen empfehle ich die Einnahme von mindestens 5 bis 10 g Chlorella täglich. In den Ruhephasen sollte diese Dosis halbiert werden. Bei Verletzungen sollten mindestens 10 g Chlorella als Nahrungszusatz genommen werden. Freizeitsportlern empfehle ich die Einnahme von etwa 5 g Chlorella während aktiver Phasen. In den übrigen Zeiten reicht die Hälfte der Dosis.

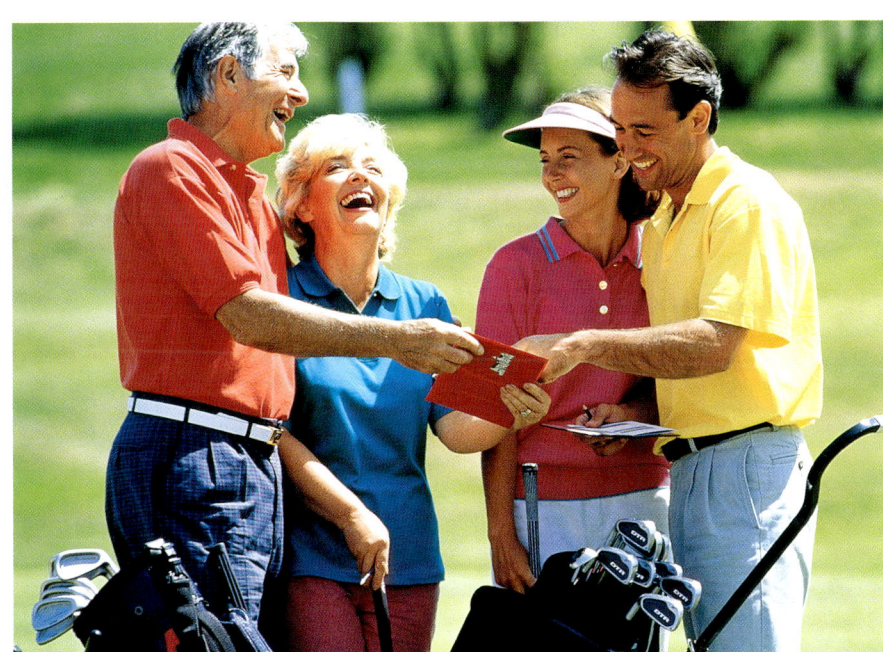

Es muß nicht immer gleich Leistungssport sein – die Freude und der Spaß an der Bewegung sollten im Vordergrund stehen.

Entschlacken und Fasten

Der Körper ernährt sich aus seinen Reserven

Fasten bedeutet, daß der Organismus für einige Zeit aus sich selbst heraus lebt, das führt zu körperlicher und seelischer Entschlackung. Wer fastet, verzichtet für eine, zwei oder mehrere Wochen auf feste Nahrung, auf Alkohol, Nikotin und Kaffee. Dafür darf und muß beim Fasten reichlich getrunken werden: Tee, Obst- oder Gemüsesäfte, Gemüsebrühe – und viel Wasser! Der Körper baut so in hohem Maße Giftstoffe und Schlacken ab, die in den Zellen eingelagert waren. Dabei werden die Ausleitungsorgane (Nieren, Leber, Darm und Haut) stark beansprucht. Außerdem produziert der Körper kaum noch Verdauungssäfte und die Kreislauftätigkeit ist reduziert.

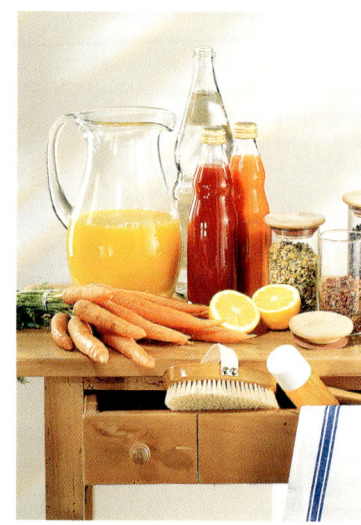

Wer fastet, muß besonders viel trinken, damit die freiwerdenden Schlacken den Körper so schnell wie möglich verlassen.

spüren, dann spüren Sie diese umgeleiteten toxischen Substanzen. Mein dringender Rat lautet daher, verzichten Sie beim Fasten zukünftig nicht mehr auf Chlorella! Sie sorgt dafür, daß alle durchs Fasten freigewordenen Schlacken und Gifte Ihren Körper verlassen.

Fasten mit Chlorella

Leber und Nieren werden stark gefordert

Wegen der stark erhöhten Entgiftungstätigkeit während des Fastens sind Leber und Nieren schnell überlastet, und es besteht die Gefahr, daß sich mobilisierte Gifte in anderen Organen einlagern. Wenn Sie beim Fasten oder danach Ihre Nieren, Ihre Leber oder die Muskulatur und Sehnen

Entgiftung

Chlorella unterstützt nicht nur körpereigene Entgiftungssysteme, sondern bindet auch Umweltgifte wie Schwermetalle und Pestizide auf ihrer Reise durch den Darm fest an sich, bis sie ausgeschieden werden. Das läßt sich durch Urin- und Stuhluntersuchungen bestätigen, da erhöhte Schadstoffausscheidungen nach Gabe von Chlorella nachgewiesen werden können. Der Mensch speichert mindestens 150 unterschiedliche organische Lösungsmittel in seinem Körper. Dazu kommen hochgiftige Schwermetalle, wie Quecksilber oder Zinn (Seite 72 und 73). Mit der Süßwasseralge Chlorella steht uns also eine einzigartige biologische Entgiftungssubstanz zur Verfügung.

Darmflora

Fasten unterstützt die natürliche Darmflora

Das Fasten übt außerdem einen stimulierenden Reiz auf die Wiederherstellung der Darmflora aus. Chlorella unterstützt diesen Aspekt durch ihre positiv Wirkung auf die Bakterienkonzentration im Darm. Wissenschaftler haben nachgewiesen, daß Chlorella die Ausbreitung der natürlichen Darmflora unterstützt und beispielsweise die Vermehrung der wichtigen Laktobazillen, also der milchsäurebildenden Bakterien, vervierfachen kann (Seite 19).

Entlastung der Leber

In China gilt die Leber als Sitz der Schwermut. Möglicherweise ist die nachweisbare Regeneration und Entgiftung der Leber durch Chlorella eine Ursache

dafür, daß Menschen, die mit Chlorella fasten, von einem ganz besonderen Fastenerlebnis sprechen.

Fallbeispiel

Eine 52jährige überzeugte Anhängerin des Fastens erhält sich durch das Fasten ein hohes Maß an geistiger Frische und körperlicher Fitneß. Allerdings litt sie gelegentlich unter Schmerzen der kleinen Fingergelenke, die so empfindlich geworden waren, daß sogar leichtes Anstoßen noch nach Stunden Schmerzen bereitete. Außerdem klagte sie über Haarausfall und brüchige Fingernägel. Nach einer gründlichen Untersuchung riet ich ihr, mit Chlorella zu fasten. Die Symptome verschwanden, und sie fastete seither nie mehr ohne!

Frisch und fit durch Fasten

MEIN TIP

Nehmen Sie bereits 2 bis 3 Tage vor der Darmentleerung täglich 5 g Chlorella über den Tag verteilt, zwischen den Mahlzeiten, mit viel Flüssigkeit zu sich. Ungefähr 2 bis 3 Stunden vor der Darmentleerung sollten Sie 10 g Chlorella einnehmen. Begleiten Sie das Fasten außerdem durch die regelmäßig Einnahme von 3 x 2 g Chlorella mit viel Mineralwasser. Nach dem Fastenbrechen fahren Sie mit einer Dosierung von 2 x 2 g Chlorella fort.

Mit Chlorella gesünder schwitzen

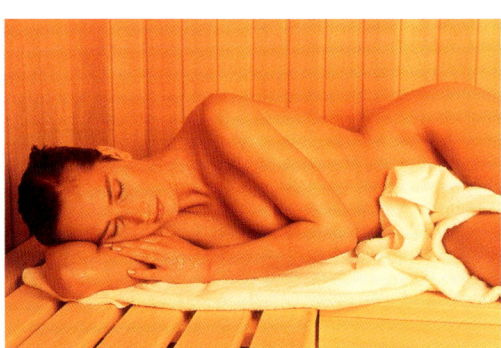

Intensives Schwitzen führt zu einer erhöhten Blutzirkulation. Über die kleinen Kapillargefäße in der Haut tritt schließlich Wasser auf die Hautoberfläche – der Schweiß. Dieser extreme Flüssigkeitsverlust muß dringend ausgeglichen werden. Dazu holt sich der Körper Flüssigkeit aus dem Darm. Deshalb ist der Stuhl nach einem Saunabesuch auch fester. Ausgerechnet im flüssigen Anteil des Stuhls sammeln sich jedoch zahlreiche gelöste Schadstoffe, die durch das intensive Schwitzen in der Sauna kurz vor ihrer Ausscheidung über den Darm wieder vom Körper aufgenommen werden. Chlorella hält die Schadstoffe, die sich im Stuhl befinden, aber unlösbar fest. So bleiben die Stoffe, trotz des Flüssigkeitsverlustes, im Stuhl gebunden und können ausgeschieden werden. Saunieren mit

Die Sauna wirkt entschlackend

MEIN TIP

Einen Tag vor einem geplanten Saunabesuch sollten Sie auf nüchternen Magen 5 bis 10 g Chlorella mit reichlich Wasser zu sich nehmen.

Chlorella sorgt also für eine Entgiftung über die Haut und zusätzlich über den Darm.

Fallbeispiel

Eine 37jährige Frau schätzte die Sauna an sich sehr wegen der Entspannung, fühlte sich aber nach regelmäßigen Saunabesuchen körperlich irgendwie schlechter. So spürte sie in den Tagen nach der Sauna leichte Gliederschmerzen – wie bei einer Grippe – und fühlte sich außerdem müder als sonst. Gründliche Untersuchungen bei verschiedenen Ärzten hatten keinen krankhaften Befund ergeben. Der allgemeine Rat lautete: Sie solle das Saunieren einfach seinlassen, dann würde sich das Problem erledigen. Seit sie Chlorella nimmt und zusätzlich viel Wasser trinkt, um den Flüssigkeitsverlust auszugleichen, kann sie die Sauna endlich richtig genießen.

Der Besuch einer Sauna ist pure Entspannung und fördert das körperliche Wohlbefinden.

Chlorella
in der Küche

Eine vitalstoffreiche vollwertige Ernährung ist die Voraussetzung für Gesundheit und Leistungsfähigkeit. Bei Ihren Bemühungen um eine gesunde Ernährung kann Ihnen Chlorella eine große Hilfe sein. Allein sieben Millionen Japaner nehmen täglich Chlorella zu sich, weil sie einem chinesischen Sprichwort folgen, wonach Chlorella eßbare Gesundheit ist.

erhält Chlorella auf diese Weise bald einen festen Platz in Ihrem Gewürzregal. Alles, was Sie brauchen, ist eine Waage, mit der Sie im Grammbereich wiegen können, und Chlorellapulver. Sollten Sie kein Pulver zur Hand haben, dann zerstampfen Sie einige Chlorellatabletten mit einem Mörser, oder öffnen Sie ganz einfach Chlorellakapseln.

Chlorella als
Gewürz

Sie können Chlorella auch als Gewürz verwenden. In Asien ist das Angebot an Nahrungsmitteln mit Chlorella groß. Besonders Teigwaren wie Nudeln oder Kekse werden mit Chlorella veredelt, wodurch ihr Nährwert erhöht wird. Aber auch Chlorella-Honig und Chlorella-Nektar sind im Handel. In den USA werden die sogenannten »Biodrinks« mit Chlorella immer beliebter. Mit Hilfe der folgenden Rezepte können auch Sie Chlorella kulinarisch genießen. Vielleicht

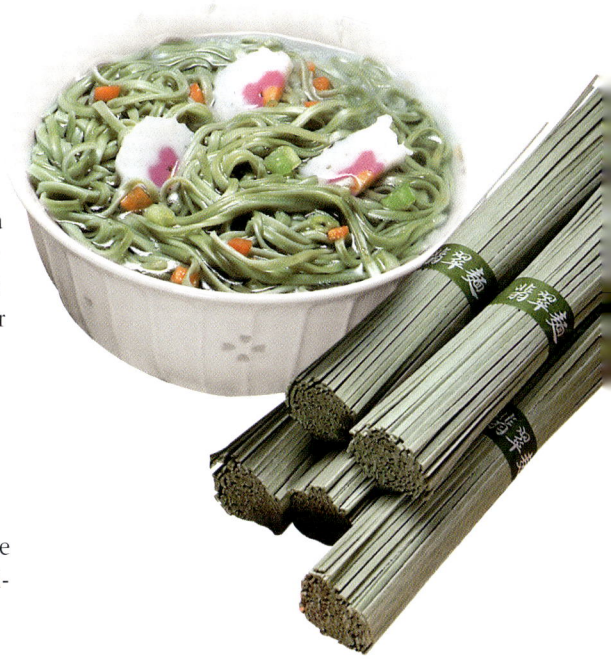

Die folgenden Rezepte sind, wenn nichts anderes angegeben wird, für 4 Personen gedacht. Es handelt sich dabei einerseits um Standardrezepte, die einfach mit Chlorella ergänzt wurden, und andererseits um meine persönlichen Lieblingsrezepte. Gerade Kinder sind eher bereit, Chlorella einzunehmen, wenn wenn Sie das Nahrungsergänzungsmittel lecker zubereiten.

Für Kinder Chlorella »geschickt verstecken«

> **MEIN TIP**
>
> Setzen Sie Chlorella zunächst nur in kleineren Mengen ein, und versuchen Sie dann, nach und nach, durch Abschmecken, Ihren ganz persönlichen Geschmack zu finden.

Grüner Quark

Dieses Rezept eignet sich hervorragend als Kräuterdip zu Pellkartoffeln, als Brotaufstrich oder zu frischen Tomaten.

Sie brauchen:
- 500 g Quark
- frische gehackte oder getrocknete Kräuter (beispielsweise Schnittlauch, Basilikum, Kerbel, Majoran …)
- eine halbe gehackte Zwiebel
- Pfeffer und Salz
- 4 g Chlorella

Vermischen Sie die Zutaten gründlich, und schmecken Sie den Quark anschließend wie gewohnt mit etwas Salz und frisch gemahlenem Pfeffer ab.

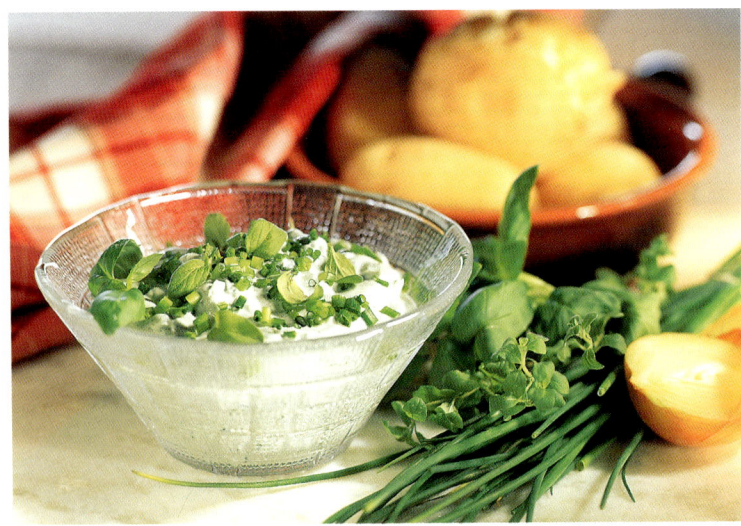

Für Eilige: fertigen Kräuterquark mit Chlorella würzen.

Grünes Kartoffelpüree

Mit diesem grünen Kartoffelbrei
begeistere ich immer wieder besonders meine kleinen Gäste.

Sie brauchen:
- 1 kg Bio-Kartoffeln
- Salz, Pfeffer
- 1 EL Butter
- 1/8–1/4 l warme Milch
- 2– 4 g Chlorella

Schälen Sie die Kartoffeln, ko-
chen Sie sie anschließend in
Salzwasser. Das Wasser bis auf
einen kleinen Rest abgießen,
die Butter hinzufügen und mit
dem Pürierstab alles cremig
rühren. Dabei die Milch nach
Bedarf hinzufügen. Anschließend Chlorella unterrühren
und mit Pfeffer und Salz abschmecken. Dieses Püree paßt
sehr gut zu gedünstetem Fisch.

Chlorella-Salatdressing

Ideal zu gemischten Salaten aus
verschiedenen Blattsalaten, aber
auch Gurke, Tomaten, Paprika,
dünn gehobeltem Fenchel, Avo-
cado, Mozzarella und Chicorée.

Gemischte Salate ideal gewürzt

Sie brauchen:
- 100 ml Sonnenblumenöl
- 50 ml kaltgepreßtes Olivenöl
- 2– 4 EL Kürbiskernöl
- 2–3 EL Balsamicoessig
- 1 EL Obstessig
- 2 gepreßte Knoblauchzehen
- Pfeffer und Salz
- 2 g Chlorella

Alle Zutaten am besten mit
dem Pürierstab vermischen,
anschließend abschmecken und
über den Salat geben. Lassen Sie
den Salat vor dem Servieren
kurze Zeit ziehen.

Chlorella-Pesto

Das Rezept reicht für 500 bis
800 g Spaghetti.

Sie brauchen:
- 4–5 Knoblauchzehen
- 1 EL Pinienkerne
- 1 EL Sonnenblumenkerne
- 100 ml Olivenöl
- 25 g Basilikumblätter
- 4–5 g Chlorella
- 3 frische Tomaten
- 1 gestrichenen TL Salz
- 1 Messerspitze weißer Pfeffer

Knoblauch, Pinien- und Sonnenblumenkerne in einem
Mörser zerstoßen, mit 2 TL Olivenöl und dem feingehackten
Basilikum zu einer Paste verrühren. Alles mit dem restli-
chen Öl und Chlorellapulver
verquirlen. Die Tomaten häuten,
pürieren und unterrühren.
Pesto abschmecken und auf
die garen Spaghetti geben.

Chlorella-Marinade

Diese kalte Soße paßt hervorragend zu gebratenem und
gegrilltem Fleisch, zu geräu-
chertem Putenfleisch oder zu
einem Fondue.

Sie brauchen:
- 4 EL Preißelbeeren
- 2–3 TL mittelscharfen Senf
- 4 g Chlorella

Alle Zutaten mit einem Schnee-
besen gut verrühren, und schon
ist die leckere Soße fertig.

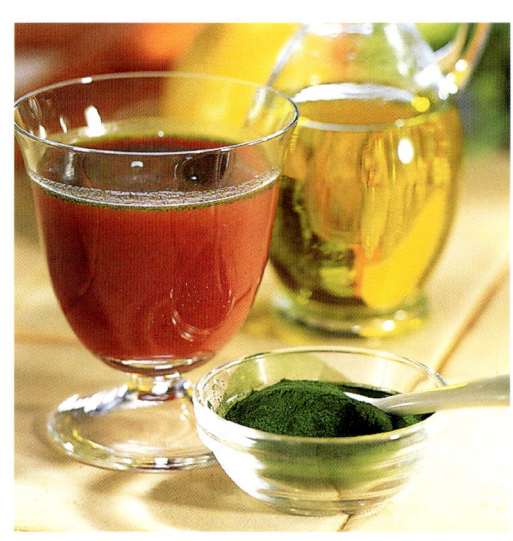

Energie-Erfrischungs-drink

Erfrischung an heißen Tagen

Fühlen Sie sich schlapp, oder ist
Ihnen einfach nach einer Erfrischung zumute, zum Beispiel
an einem heißen Sommertag?
Dieser Drink bringt Sie in Fahrt!

Sie brauchen:
(für 2 Personen)
- 100 ml Saft von 1 Pampel-
muse (rosé)
- 2 Bananen
- 200–250 ml Joghurt
- 2 g Chlorella
- 4–6 Eiswürfel

Alle Zutaten in einen Mixer
geben und dann gut durch-
mischen lassen. Den Drink anschließend in ein Glas füllen.

Vitamin-Powerdrink

Ein echter Geheimtip für alle
Fitneß-Freunde. Mit diesem
Drink gleichen Sie Ihren Vita-
minhaushalt wieder aus.

Sie brauchen:
(für 2 Personen)
- 3 Möhren
- 2 rote Beten
- 2 Äpfel
- Saft von 1 Zitrone
- 1 EL Sonnenblumenöl
- 2–3 g Chlorella
- 1–3 TL Ahornsirup

Zunächst Möhren, rote Beten
und Äpfel entsaften, mit Zitro-
nensaft, Öl und Chlorella
mischen. Anschließend mit
Ahornsirup abschmecken.

Dieser mit Chlorella gewürzte Drink ist nicht nur gesund, sondern schmeckt auch noch lecker.

Chlorella – Balsam für die Haut

Kosmetik auf natürlicher Basis

Es ist kein Wunder, daß die Kosmetikindustrie Chlorella längst für die Herstellung von Hautpflegemitteln verwendet. Denn die positive Wirkung der winzigen Süßwasseralge für die Haut ist ganz offensichtlich.
Täglich wird unsere Haut stark beansprucht durch:

- mechanische Belastung
- schädliche Umweltgifte
- gefährliche Strahlung
- Austrocknung

Liefert man seine Haut diesen Belastungen ungeschützt aus, ist sie bald überfordert. Sie bleiben der Haut »im Gedächtnis« und summieren sich. Dies gilt besonders für die Strahlenbelastung bei übermäßigen Sonnenbädern. Zudem ist die Haut auch ein Ausleitungsorgan, das bei Überlastungen der übrigen Ausleitungsorgane wie Nieren, Leber, Darm und Lunge »einspringt«, um Stoffwechselgifte und -schlacken abzubauen (Seite 40). Dadurch ist ihr Vorrat an Nährstoffen schnell verbraucht und ihre eigene Entgiftungskapazität überlastet. Die Folgen: ein fahler Teint, Unreinheiten und vorzeitige Hautalterung.

Über die Haut werden Giftstoffe ausgeleitet

Chlorella geht unter die Haut

Es ist bekannt, daß Hautprobleme oft ein Zeichen für versteckte Stoffwechselstörungen sind. Eine einseitige Therapie, nur durch Eincremen von außen, bringt deshalb auf Dauer meist keinen Erfolg. Drei häufige Hauterkrankungen lassen sich mit Chlorella ausgesprochen gut flankierend behandeln: Neurodermitis, Akne und Herpesinfektionen. Wahrscheinlich kommen auch hier die entzündungshemmenden, entgiftenden und immunstimulierenden Eigenschaften von Chlorella besonders gut zum Tragen.

Hilfe bei Hauterkrankungen

MEIN TIP

Egal, ob Sie lediglich unter Hautunreinheiten leiden, oder mit einer hartnäckigen Hautkrankheit kämpfen, nehmen Sie, zusätzlich zu den Maßnahmen, die Ihr Hautarzt verschrieben hat, oder als Einzelmaßnahme täglich 2 x 3 g Chlorella zu den Mahlzeiten ein.

Chlorella-Maske

Die Chlorella-Maske (Bezugs-quelle Seite 93) eignet sich prinzipiell für jeden Hauttyp, ist aber speziell für empfind-liche, allergische und irritierte Haut entwickelt worden. Es handelt sich hierbei um ein absolut reines und 100 Prozent pflanzliches Naturprodukt, das weder Lösungsmittel noch Alkohol oder Konservierungs-stoffe enthält.

Eine Entschlackung der Haut mit einer Chlorella-Maske tut gut, denn Chlorella
- nährt die Haut und ergänzt zugleich wichtige Vitalstoffe
- bindet Giftstoffe und ent-schlackt die Haut

Die Maske dick auf-tragen und entspannen. Die Maske verliert auf der Haut ihre intensive grüne Farbe.

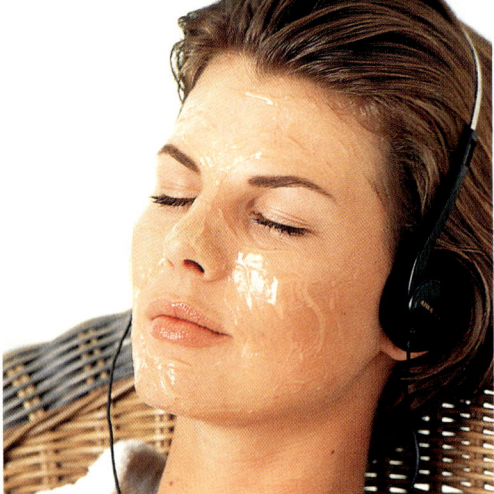

- regeneriert den natürlichen Säureschutzmantel der Haut.

Darüber hinaus enthält eine Chlorella-Maske zahlreiche kostbare Essenzen, wie
- Rosenextrakt
- Honig
- Vanille
- Teebaumöl
- wertvolles Jojobaöl, das die entzündungshemmende Wir-kung von Chlorella unterstützt.

Anwendung für Gesicht, Hals und Co.

▶ Sorgen Sie für Ruhe sowie eine angenehme und entspann-te Atmosphäre.
▶ Tragen Sie die Maske nach gründlicher Reinigung der Haut mit den Fingern wie eine Nachtcreme dick auf das Ge-sicht, das Dekolleté und den Hals auf. Bei Bedarf können Sie die Maske auch auf anderen Hautpartien anwenden.
▶ Legen Sie sich hin, und las-sen Sie Ihren Gedanken freien Lauf. Stellen Sie sich einen Ort vor, der angenehme Erinnerun-gen bei Ihnen weckt.
▶ Während der 20minütigen Einwirkzeit wird Ihre Haut Stof-fe abgeben, die sie belastet ha-ben. Gleichzeitig wird sie mit wertvollen Nährstoffen versorgt und darf sich regenerieren.

Gönnen Sie sich diese Hautpflege

▶ Nach zirka 20 Minuten hat die Maske Ihrer Haut zahlreiche Giftstoffe entzogen und ihr zum Ausgleich viele Vitalstoffe zugeführt. Entfernen Sie die Maske nun mit reichlich warmem Wasser. Dazu ist ein weiches Baumwolltuch oder ein Frotteetuch bestens geeignet. Anschließend sollten Sie eine feuchtigkeitsspendende Creme auftragen.

Anwendung in der Mundhygiene

Sie können mit der Chlorella-Maske aber auch einen besonders wertvollen Beitrag für Ihre Mundhygiene leisten, indem Sie Ihr Zahnfleisch damit regelmäßig reinigen. Auch die häufig irritierte und strapazierte Mundschleimhaut reagiert dankbar auf die entgiftenden, regenerierenden und pflegenden Eigenschaften dieser Entschlackungsmaske.

Ziehkur

Pflege der Mundschleimhaut

▶ Tragen Sie die Chlorella-Maske morgens nüchtern mit den Fingern durch leicht kreisenden Bewegungen auf das Zahnfleisch auf.

▶ Nehmen Sie nach einer Einwirkzeit von 2 bis 5 Minuten etwas lauwarmes Wasser in den Mund, und verteilen Sie es durch 1- bis 2minütiges, rhythmisches Ziehen durch die Zähne.

▶ Spucken Sie anschließend aus, und spülen Sie mit lauwarmem Wasser nach.

▶ Putzen Sie sich dann wie gewohnt die Zähne, und reinigen Sie danach das Waschbecken, denn die ausgespuckte Flüssigkeit enthält Giftstoffe wie Schwermetalle und Bakterientoxine aus Ihrem Körper.

WICHTIG

Falls Sie aus Versehen doch etwas von der Chlorella-Mundspülung verschlucken sollten, ist das völlig unbedenklich. Die Gifte sind ja fest an Chlorella gebunden und werden gemeinsam mit Chlorella wieder ausgeschieden.

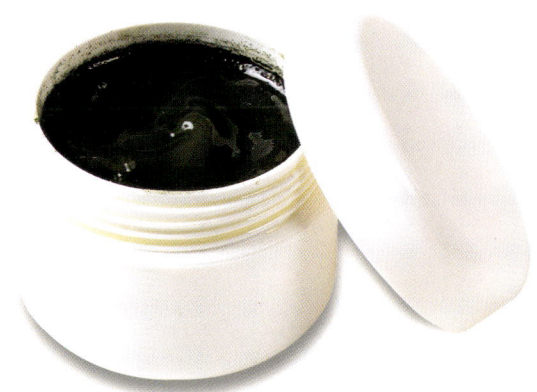

Gesund mit Chlorella

Wir werden älter – nicht gesünder

Seit dem ausgehenden 19. Jahrhundert ist die Lebenserwartung in Deutschland stetig gestiegen. Heute haben Frauen eine durchschnittliche Lebenserwartung von 80 Jahren, Männer werden im Durchschnitt 74 Jahre alt. Diese Entwicklung ist im wesentlichen auf die erfolgreiche Bekämpfung lebensgefährlicher Infektionskrankheiten, wie Pocken und Cholera, die gesunkene Säuglings- und Kindersterblichkeit sowie die Verbesserung der sozialen und hygienischen Lebensbedingungen zurückzuführen. Eine überaus positive Tendenz, die sich allerdings nicht auf das Gesundheitswesen übertragen läßt. Wer glaubt, wir seien heute weniger häufig krank, der irrt sich.

● Die Statistik zeigt, daß heutzutage mehr junge Menschen schwerwiegend erkranken als in früheren Jahrzehnten.
● Außerdem haben die Zivilisationskrankheiten, wie beispielsweise Herz-Kreislauf-Erkrankungen, Lebererkrankungen, Diabetes mellitus und einige Krebsarten seit 1958 deutlich zugenommen, und führen die Statistik der häufigsten Todesursachen an. So geht mit der gestiegenen Lebenserwartung leider auch eine gestiegene Krankheitsrate einher.

■ Natürlich haben die Fortschritte in der modernen Medizin erheblich zur gestiegenen Lebenserwartung beigetragen. Ebenso unbestritten ist aber, daß eine vitalstoffreiche und kalorienarme Ernährung von enormer Bedeutung für die allgemeine Gesundheit ist. Wir können also etwas zu unserer Gesundheit beitragen, indem wir uns richtig ernähren.

**Gesund alt
werden**

WICHTIG

Die WHO faßte in ihrem Bericht zur Lage der Gesundheit in allen Nationen bereits 1946 den Begriff Gesundheit wie folgt zusammen: »Gesundheit ist ein Zustand vollständigen körperlichen, geistigen und sozialen Wohlergehens, und nicht nur der Abwesenheit von Krankheit oder Schwäche«.

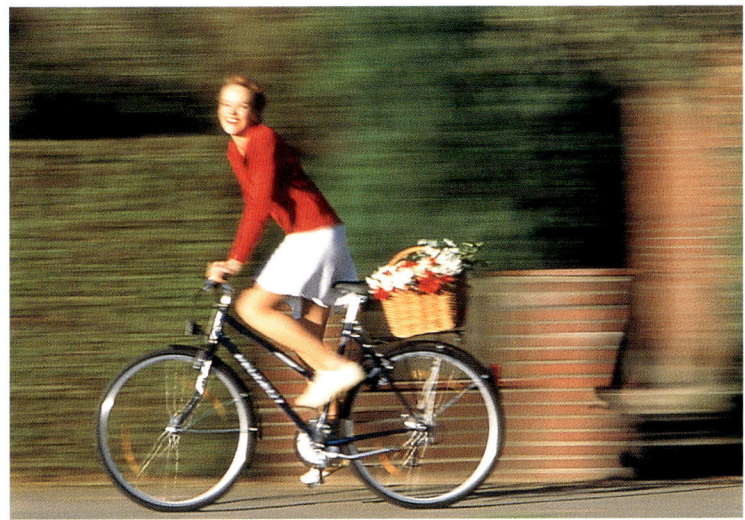

Mit der richtigen Nahrungsergänzung können Sie einen wesentlichen Beitrag für Ihre Gesundheit leisten.

Das können Sie tun

Durch die Nahrungsergänzung mit Chlorella können Sie Ihr persönliches Risiko zu erkranken erheblich senken. Auch wenn Sie bereits krank sein sollten oder sich krank fühlen, wird Ihnen eine Chlorellatherapie zu neuem Wohlbefinden und Lebensqualität verhelfen. Anhand ausgewählter Fälle aus meiner täglichen ärztlichen Praxis gebe ich Ihnen auf den folgenden Seiten ganz konkrete Beispiele für erfolgreiche Therapien mit Chlorella.

Wohlbefinden und Lebensqualität steigern

■ Chlorella kann bei allen Abweichungen von der Norm – beispielsweise bei zu hohem und zu niedrigem Cholesterinspiegel – als Nahrungsergänzung wirksam helfen. Und zwar deshalb, weil Chlorella in beide Richtungen regulierend wirkt. In den USA wird Chlorella deshalb auch der »große Normalisator« genannt.

● Wenn Sie also als gesunder Mensch Chlorella zu sich nehmen, wird diese Süßwasseralge Ihren Organismus dabei unterstützen, gesund zu bleiben.

● Nehmen Sie Chlorella zur Behandlung von Über- oder Unterfunktionen, wird Chlorella diese Funktionen nicht weiter nach oben oder unten treiben, sondern dabei helfen, das natürliche Gleichgewicht wiederherzustellen.

Grippe – nein danke

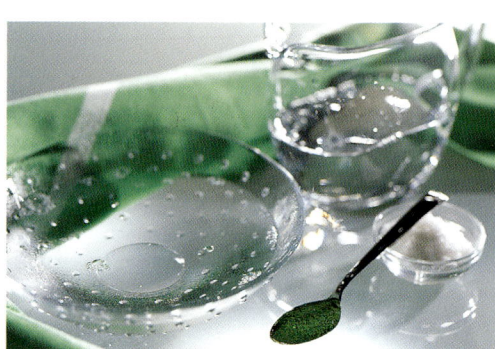

Grippale Infekte können durch unterschiedliche Viren ausgelöst werden und führen neben Fieber, Kopf- und Gliederschmerzen zu den bekannten lästigen Symptomen wie verstopfter Nase, Halsschmerzen und Bronchitis. Gelingt es den Viren, die Schleimhautbarriere des Magen-Darm-Traktes zu überwinden, so kann es zu einer Darmgrippe kommen. Magenkrämpfe, Erbrechen und Durchfall sind Zeichen dafür, daß der Körpers versucht, die Viren schnellstens loszuwerden. Bei reinen Virusinfektionen sollten keine Antibiotika eingenommen werden, da diese nur gegen Bakterien und nicht gegen Viren wirken. Erst bei einer zusätzlichen Infektion mit Bakterien ist es sinnvoll, Antibiotika einzunehmen. Chlorella unterstützt das Immunsystem bei der Bildung von Stoffen, die Viren bekämpfen, wie zum Beispiel Interferon. Dadurch hilft Chlorella dem Körper, mit einer Invasion von Grippeviren besser fertig zu werden. In zahlreichen Studien konnte nachgewiesen werden, daß bei einer täglichen Einnahme von 2 g Chlorella die Wahrscheinlichkeit, eine Grippe zu bekommen, deutlich sinkt. Die spektakulärste Studie fand 1966 in Japan statt. Über 1000 Soldaten nahmen im Rahmen einer 95tägigen Seeübung an dem Versuch teil. 2 g Chlorella pro Tag und Mann waren ausreichend, um die Häufigkeit von Erkrankungen um über ein Drittel zu senken.

2 g täglich senken das Gripperisiko

Immunsystem stimulieren

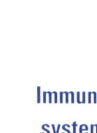

Die Nasenspülung verschafft Linderung bei Schnupfen und stärkt die Abwehrkräfte.

MEIN TIP

Sobald Sie die ersten Symptome einer nahenden Grippe spüren, sollten Sie 10 bis 15 g Chlorella als sofortige »Stoßtherapie« einnehmen. Setzen Sie diese Dosis für einige Tage fort. Häufig können Sie den Ausbruch verhindern. In jedem Fall läßt sich die Grippe unter fortgesetzter Stoßtherapie im Verlauf jedoch abkürzen. Dasselbe gilt bei einer Darmgrippe.

Nasenspülung

Bei Schnupfen hat sich die Chlorella-Nasenspülung bestens bewährt. Regelmäßig angewendet, stimuliert sie das Immunsystem und stärkt die lokale Abwehr der Nasenschleimhaut.

So wird's gemacht ▶ Befreien Sie Ihre Nasenschleimhäute zunächst mit Hilfe eines Nasensprays.

▶ Mischen Sie 1/2 Liter warmes Wasser mit 1 gestrichenen Teelöffel Chlorella in einem Mixer, und geben Sie 1 Prise Meersalz dazu.

▶ Geben Sie die Mischung in eine Schüssel, und stellen Sie diese neben das Waschbecken.

▶ Verschließen Sie ein Nasenloch mit Ihrem Zeigefinger.

▶ Beugen Sie sich so tief über die Lösung, daß Sie sie bequem durch das freie Nasenloch hochziehen können.

▶ Behalten Sie die Flüssigkeit in der Nase, beugen Sie den Kopf in den Nacken, und bewegen Sie ihn einige Male sanft nach links und nach rechts.

▶ Spucken Sie nun die Flüssigkeit aus Mund und Nase in das Waschbecken.

▶ Wiederholen Sie denselben Vorgang nun mit dem anderen Nasenloch.

▶ Wiederholen Sie den gesamten Vorgang 3- bis 5mal.

■ Führen Sie im Anschluß an die Spülung immer ein Taschentuch mit sich, noch Minuten nach der Spülung können sich Schleim und Flüssigkeit in größeren Mengen lösen.

Fallbeispiel

Ein 17jähriger Schüler spürte die Symptome einer nahenden Erkältung. Ausgerechnet am Tag vor einer wichtigen Prüfung im Schulsport! Eine sofortige Chlorella-Stoßtherapie half, den Ausbruch erfolgreich abzuwenden. Am nächsten Morgen war der Schüler wieder fit und konnte die Prüfung mit großem Erfolg bestehen.

Biologische, regulative Kraft

Fallbeispiel

Eine 43jährige Lehrerin verspürte plötzlich Gliederschmerzen und gereizte Stimmbänder. Am nächsten Tag stand ein wichtiger Auftritt mit dem Schulchor bevor. »Wie ich mich kenne, verliere ich durch die Grippe bestimmt wieder meine Stimme und kann nicht am Chorsingen teilnehmen«, befürchtete sie. Da sie »scharfe Mittel« so schlecht vertrage, fragte sie, ob es nicht etwas Pflanzliches gäbe, was ihr helfen könne. Mit der Chlorella-Stoßtherapie konnte sie trotz leichter Gliederschwere am nächsten Tag im Chor singen.

Fit ohne »chemische Keule«

Chlorella hilft Magen und Darm

Schon wiederholt bin ich gefragt worden, ob es nicht schädlich sei, Chlorella bei Schleimhautentzündungen beziehungsweise bei Geschwüren des Magens oder des Zwölffingerdarms einzunehmen. Aufgrund meiner jahrelangen Praxiserfahrung und der eindeutigen Ergebnisse zahlreicher wissenschaftlicher Untersuchungen kann ich diese Frage inzwischen mit einem klaren Nein beantworten.

Hilfe bei Magengeschwüren

■ Chlorella sollte deshalb zusätzlich, zu der von Ihrem Arzt verordneten Therapie, auf Ihrem Diätplan stehen.

MEIN TIP

Nehmen Sie täglich 2 x 3 g Chlorella, entweder nüchtern oder zu den Mahlzeiten ein. Nachdem die Entzündung ausgeheilt ist, sollten Sie die Nahrungsergänzung mit Chlorella in der Dosis 2 x 2 g für weitere 4 Wochen fortsetzen. Bei Entzündungen der Darmschleimhaut können Sie nach demselben Muster vorgehen.

Fallbeispiel

Eine 49jährige Frau mit wiederholt auftretenden Magengeschwüren hatte nach einer konsequenten täglichen Einnahme von 4 x 1 g Chlorella über 1 Jahr hinweg keine Magengeschwüre mehr. Zuvor konnten ihr weder Antibiotika noch eine die Magensäure blockende Kombinationstherapie helfen. Dabei hatte sie Chlorella zunächst nur genommen, um ihre Kniegelenksbeschwerden zu lindern. Nach 8 Wochen aber bemerkte sie plötzlich, daß sie verschiedene Nahrungsmittel einfach wieder besser vertrug. Schließlich setzte sie nach Rücksprache mit ihrem behandelnden Arzt ihre Magenmedikamente ab. Seit dieser Zeit lebt die Patientin wieder völlig beschwerdefrei.

Kranker Darm

Bei chronischen Störungen der Darmflora mit Pilzbesiedelung des Darms, krankmachenden Darmbakterien oder einer geschwächten Darmflora, ist eine probiotische Darmdiät (zum Beispiel durch die Aufnahme von Kefir, Joghurt und Sauerkraut) mit Chlorella zu empfehlen, die die Vermehrung natürlich vorkommender Darmbakterien unterstützt.

Vermehrung der natürlichen Darmbakterien

Hilfe bei Pilzen

Pilze im Darm können ein Zeichen hoher Schadstoffkonzentrationen sein. Bei Untersuchungen an Speisepilzen aus freier Natur konnten wiederholt hohe Werte von Schwermetallen und radioaktive Substanzen nachgewiesen werden. Pilze entziehen diese Giftstoffe ihrer Umgebung und haben eine Indikatorfunktion für belastete Böden, weil sie dort gehäuft auftreten.

Indikatoren für Schwermetallbelastung

Chlorella wirkt bei Pilzbefall auf mehreren Ebenen zugleich:
- Chlorella stärkt das Immunsystem im Abwehrkampf gegen Pilzbefall.
- Chlorella entzieht den Pilzen ihre Lebensgrundlage, indem sie Schwermetallrückstände ausleitet.
- Chlorella fördert als Probiotikum die unbedingt notwendige Vermehrung natürlicher Darmbewohner wie Laktobazillen.

WICHTIG

Pilze, die den menschlichen Darm besiedeln, gedeihen in Anwesenheit vieler Schadstoffe im Darm besonders gut. Bei Pilzbefall sollten Sie sich von einem Arzt (Allgemeinmedizin) durch eine Stuhlanalyse auf Schwermetalle hin untersuchen lassen.

MEIN TIP

Nehmen Sie 3mal täglich 3 g Chlorella, morgens nüchtern und tagsüber zwischen den Mahlzeiten. Wegen der folgenden Zersetzung schädlicher Darmbakterien treten in einigen Fällen Blähungen auf (Seite 25). Werden sie zu stark, reduzieren Sie die Dosis auf 2 x 2 oder 2 x 1 g, bis die Blähungen nachlassen. Danach Dosis wieder erhöhen.

Hilfe bei Bakterien

Die Darmflora kann jedoch nicht nur von Pilzen aus dem Gleichgewicht gebracht werden, sondern gelegentlich auch durch ein Überangebot an unerwünschten Bakterien. Wird der Darm von krankmachenden Bakterien besiedelt,
- bindet Chlorella deren Giftstoffe,
- kurbelt die Vermehrung der nutzbringenden Bakterien in der Darmflora an,
- stimuliert die körpereigenen Abwehrkräfte und
- greift die krankmachenden Bakterien direkt mit Hilfe des hohen Chlorophyllgehalts und des natürlichen Antibiotikums Chlorellin (Seite 19) an.

Wirkt gegen schädliche Bakterien

Durchfall

Bei gelegentlich auftretendem, leichtem Durchfall, haben viele meiner Patienten mit Chlorella beste Erfahrungen gemacht. Chlorella unterstützt zum Beispiel die Heilung der gereizten Darmwand und regt das Wachstum gesunder Darmbakterien an. Verzichten Sie auf darmreizende Speisen, wie Gebratenes und scharfe Gerichte. Nehmen Sie vorübergehend nur Flüssiges wie Kamillentee und Gemüsebrühe ein.

Gesunde Darmbakterien vermehren sich

Fallbeispiel

Eine 11jährige Schülerin bekam im Sommer Durchfall. Trotz einer intensiven ärztlichen Untersuchung ließ sich für den Durchfall keine Ursache finden – er verschwand aber auch nicht von allein. Am Tag nach der Gabe von 10 g Chlorella entwickelten sich prompt geformte Stühle. Nach weiteren zwei Tagen mit je 10 g Chlorella war alles wieder in Ordnung.

MEIN TIP

Nehmen Sie 3 x 3 g Chlorella während der Zeit des Durchfalls und weiterhin 3 Tage danach zu sich. Diese Dosis reichet in aller Regel aus, um den Durchfall zu beheben.

Fallbeispiel

Ein 23jähriger Spieler eines Basketball-Bundesligavereins war vor den Spielen, besonders den wichtigen, jedesmal so aufgeregt, daß er den größten Teil der Aufwärmzeit vor Beginn eines Spieles auf der Toilette verbringen mußte. Der Mann bekam vor Aufregung schlicht Durchfall. Er litt sehr darunter und hatte Mühe, diese Peinlichkeit vor seinen Mannschaftskameraden geheimzuhalten. Er hatte bereits alle möglichen Mittelchen ausprobiert – teil-

WICHTIG

Falls Durchfall länger als 3 bis 4 Tage anhält, sollte eine ärztliche Untersuchung erfolgen, um die Ursachen für dieses Symptom festzustellen. Bei Kindern bitte schon ab dem zweiten Tag einen Arzt aufsuchen.

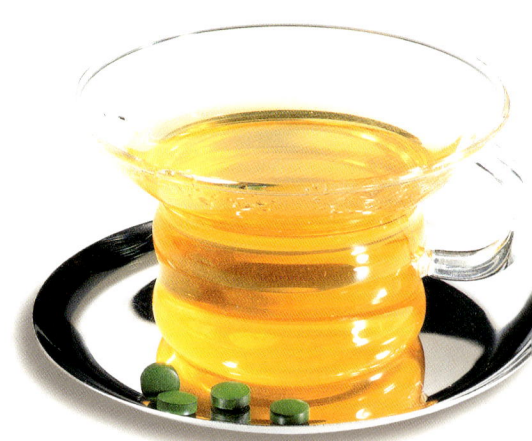

weise auch solche mit unangenehmen Nebenwirkungen. Als er schließlich Chlorella einnahm, wurde er prompt erlöst. Endlich konnte er das zwanghafte Toilettenritual vor den Spielen aufgeben. Seither ist es ihm zur guten Gewohnheit geworden, zirka 1 bis 2 Stunden vor Spielbeginn 10 g Chlorella als Einmaldosis einzunehmen. Mittlerweile schwört er auf seine »kleinen grünen Helfer«.

Verstopfung

Darmtätigkeit wird angeregt

Idealerweise haben wir nach jeder Hauptmahlzeit eine Stuhlentleerung. Chronische Verstopfung ist ein Problem, das vor allem ältere Menschen belastet. Neben seltenem und hartem Stuhl bedeutet Verstopfung auch, daß die Betroffenen unter Blähungen, Mundgeruch, Kopfschmerzen, Darmreizungen und zu niedrigen Blutzuckerwerten leiden können. Wissenschaftliche Untersuchungen konnten belegen, daß Chlorella wirksam zur Anregung der Darmbewegung (Peristaltik) beiträgt: wegen des hohen Chlorophyllanteils sowie wegen ihrer entgiftenden Wirkung auf das Darmmilieu. Nach der Einnahme von Chlorella stellt sich Stuhlgang ein, und nicht selten kommt es zur Entwicklung einer völlig regelmäßigen Darmentleerung. Voraussetzung für diesen Erfolg ist aber, daß der Patient täglich zwei Liter Flüssigkeit zu sich nimmt.

Viel trinken ist wichtig

Die Lebensweise überdenken

Falls Sie in jungen Jahren schon unter chronischer Darmträgheit leiden, sollten Sie sich folgende Fragen stellen: Essen Sie zu unregelmäßig oder zu wenig ballaststoffreich? Bewegen Sie sich zu wenig? Stellen Sie sich um: Nehmen Sie regelmäßig Obst, Gemüse und Vollkornprodukte zu sich, und treiben Sie Sport (zweimal pro Woche 45 Minuten). Das wirkt wahre Wunder!

Oft hilft einfach schon Bewegung

MEIN TIP

Nehmen Sie 5 g Chlorella morgens nüchtern und vor dem Mittagessen ein, zusätzlich eventuell 2 g Chlorella vor dem Schlafengehen. Falls Sie Blähungen bekommen, halbieren Sie die Dosis. Spätestens nach 5 bis 8 Tagen sind die Blähungen in der Regel verschwunden (Seite 25) und Sie können wie zuvor dosieren.

Chlorella gegen Mundgeruch

Chlorophyll ist seit langem bekannt für seine geruchsbindenden Eigenschaften. Und die Süßwasseralge Chlorella besitzt den höchsten Chlorophyllgehalt, der jemals in einer Pflanze gemessen worden ist (Seite 16). Er liegt bei Chlorella beispielsweise 35mal höher als bei Alfalfa und immerhin noch fünfmal höher als beim Cyanobakterium Spirulina.

Chlorophyll bindet Gerüche

WICHTIG
Wenn Sie häufig unter starkem Mundgeruch leiden, sollten Sie sich unbedingt von einem Arzt untersuchen lassen. Mundgeruch kann die unterschiedlichsten Ursachen haben – von Karies bis zu schweren Margen-Darm-Erkrankungen. Unabhängig davon ist es jedoch immer einen Versuch wert, Chlorella bei unangenehmem Mungeruch zu probieren.

Fallbeispiel
Ein 60jähriger Arzt hatte, ohne medizinisch faßbare Ursache, starken Mundgeruch. Er litt sehr unter dieser zwar harmlosen, aber äußerst unangenehmen Geruchsbelästigung für seine Umgebung. Ich riet ihm, täglich 4 x 1 g Chlorella einzunehmen. Zusätzlich sollte er

MEIN TIP
Gegen Mundgeruch nehmen Sie 5 g Chlorella vor dem Schlafengehen und morgens nach dem Aufstehen nüchtern zu sich. Falls nötig, können Sie die Dosis zusätzlich um jeweils 2 g zwischen den Mahlzeiten erhöhen.

zwischendurch einfach einige Chlorella-Tabletten zerkauen und anschließend wieder auszuspucken.

Bereits nach wenigen Tagen war der lästige Geruch verflogen. Nach drei Monaten konnte er sogar auf Chlorella verzichten, ohne erneut Mundgeruch zu bekommen.

Nie wieder Mundgeruch dank Chlorella!

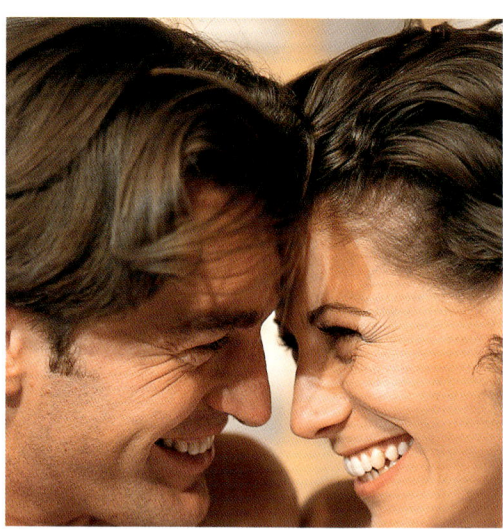

Rheuma und Arthrose

Entzündliches Gelenkrheuma und Arthrose sind medizinisch betrachtet unterschiedliche Erkrankungen. In der Konsequenz für den Betroffenen aber handelt es sich um dasselbe Phänomen: Die Bewegung der Gelenke ist schmerzhaft eingeschränkt. Alle Gelenke des Körpers wie Zehen- und Fingergelenke, Schulter-, Knie- und Hüftgelenke und die Gelenke der Wirbelsäule können betroffen sein.

Linderung bei Gelenkschmerzen

Ganzheitlich vorgehen

Wurden Rheuma oder Arthrose diagnostiziert, sollte Sie folgendermaßen vorgehen:

● Gehen Sie zum Zahnarzt, und lassen Sie, falls nötig, entzündete Zahnherde beseitigen.
● Entschließen Sie sich gegebenenfalls zu einer Amalgamentfernung mit anschließender Entgiftung (Seite 86).
● Lassen Sie eine Laboruntersuchung Ihres Blutes vornehmen, die die Analyse von Mikronährstoffen und Vitalstoffen (Aminosäuren, Vitaminen, Mineralstoffen, Spurenelementen und Fettsäuren) in den roten Blutkörperchen und im Vollblut umfaßt.
● Nehmen Sie hochkonzentrierte Fischöle (Omega-3-Fettsäuren; gibt es als Kapseln in der Apotheke) zu sich.
● Stellen Sie Ihre Ernährung um (zum Beispiel weizen- und glutenfrei oder ohne Milcheiweiß). Ihr Arzt kann Sie beraten.
● Beginnen Sie mit psychologischer Schmerzbehandlung durch Entspannungstechniken.
● Probieren Sie die biologische Basistherapie mit Chlorella.

MEIN TIP

Chlorella-Basistherapie: Beginnen Sie die Behandlung langsam mit 1 x 1 g Chlorella täglich (insbesondere, wenn Amalgam noch vorhanden ist), und steigern Sie die Tagesdosis allmählich auf 2 x 5 g Chlorella und mehr!

So hilft Chlorella

● Chlorella stärkt die natürliche Abwehrbarriere der Magen-Darm-Schleimhäute, so daß körperfremde Substanzen nicht eindringen können. Dies entlastet das Immunsystem.
● Chlorella bindet Umweltgifte, wie toxische Schwermetalle (zum Beispiel Quecksilber aus Amalgamfüllungen, Cadmium

Das Immunsystem entlasten

bei Rauchern ...) sowie Lösungsmittel, Pestizide, PCB ...

- Chlorella stimuliert die Bildung spezieller Stoffe, die entzündliche Reaktionen im menschlichen Organismus auf natürliche Weise hemmen.

- Chlorella reguliert das gesamte Abwehrsystem des Körpers bei Überreizung und hilft, eine Selbstzerstörung des Körpers durch eigene Antikörper zu verhindern (Autoimmunreaktion).

Abwehrsystem des Körpers regulieren

- Chlorella führt wertvolle Vitalstoffe zu, wie Aminosäuren, Vitamine, Mineralstoffe und Fettsäuren (Mikronährstoffe).

- Chlorella unterstützt die Vermehrung von Abwehrzellen, die zur Abwehr von Krankheitserregern im Körper dienen.

Fallbeispiel

Eine 62jährige Frau hatte jahrelang Rückenschmerzen. Sie war in ärztlicher Behandlung – ohne

Rheuma-Studie

In Dänemark wird Chlorella zur unterstützenden Behandlung rheumatischer Gelenkbeschwerden schon lange eingesetzt. In einer bisher unveröffentlichten dänischen Studie sagten 80 Prozent der Befragten, daß sie nach Ablauf einer viermonatigen Nahrungsergänzung mit 2,5 g Chlorella täglich eine deutliche Linderung ihrer Beschwerden spürten.

Rückenschmerzen

Eine mögliche Ursache für chronische Rückenschmerzen ist ein Stoffwechselmangel, der jedoch durch Chlorella ausgeglichen werden kann. Oft handelt es sich bei den Schmerzen aber auch um ein Symptom konzentrierter Schadstoffbelastung. Durch eine Entgiftung mit Chlorella könnten sie verschwinden.

Erfolg. Dann nahm sie, zusätzlich zu ihren Medikamenten, 5 g Chlorella. Nach 3 Monaten war sie völlig beschwerdefrei und benötigt bis heute keine Medikamente mehr.

Sie können die Tabletten auch im Mörser zerkleinern und damit Ihr Essen würzen (siehe Seite 43-46).

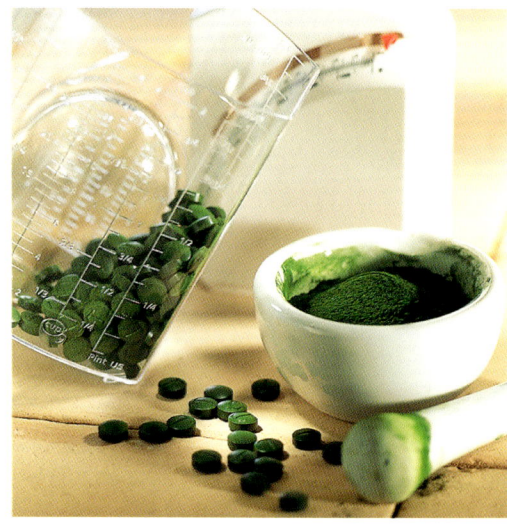

Krebs – Geißel der Menschheit

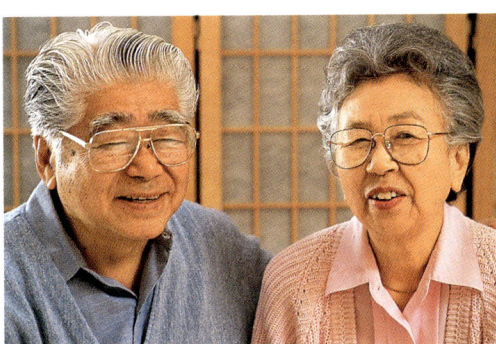

Bei der Behandlung von Krebserkrankungen wurden in den
letzten Jahren beachtliche Fortschritte erzielt, und auch über
mögliche Auslöser weiß man
Gelb-Rot- inzwischen Genaueres. So ist der
Grün-Diät Wert einer ballaststoffreichen,
fettarmen Ernährung mit einem
hohen Anteil an frischem Obst
und Gemüse für die Krebsvor-
beugung unbestritten. Ebenso
unbestritten ist, daß Giftstoffe
bei der Krebsentstehung eine
große Rolle spielen, was zum
Beispiel an der erhöhten Lun-
genkrebsrate bei Rauchern
unschwer erkennbar ist.

So kann Chlorella schützen

Ich bin überzeugt davon, daß
die Nahrungsergänzung mit
Chlorella eine vitalstoffreiche
und fettarme Ernährung in ih-
Krebspro- rer Wirkung um ein Vielfaches
phylaxe mit erhöht. So ist die Anfälligkeit
Chlorella der asiatischen Bevölkerung für
gewisse Krebsarten deutlich geringer als die der Europäer. Eine
Erklärung dafür ist der hohe Fa-
ser- und Algenanteil in der asiatischen Küche. Allein in Japan
werden jährlich über 2000 Ton-
nen Chlorella verbraucht!

■ Zwei Eigenschaften von
Chlorella helfen dem Körper
bei der Krebsabwehr:

1 Chlorellas Fähigkeit, den
natürlichen Entgiftungs-
prozeß zu unterstützen.

2 Chlorella stärkt das Immunsystem aktiv, zum Beispiel,
indem es die Bildung des körpereigenen Proteins Interferon
ankurbelt.

Chemotherapie und Bestrahlung

Die Behandlungsverfahren wie
Bestrahlung und Chemotherapie schwächen das Immunsystem und vergiften den Körper.
Deshalb empfehle ich während
dieser Zeiten die Einnahme von
Chlorella! Sobald die Diagnose
Krebs gestellt wird, sollten sich
die Betroffenen unbedingt über
die komplementären Ansätze in

**In Asien tre-
ten manche
Krebsarten
deutlich sel-
tener auf als
in Europa.**

**Behandlung
unterstützen**

der Medizin informieren. Die Gesellschaft für biologische Krebsabwehr (Seite 93) informiert Sie beispielsweise gern.

MEIN TIP

Ab der Diagnosestellung sollten täglich 5 bis 10 g Chlorella eingenommen werden. Operation, Bestrahlung und Chemotherapie sind keine Gründe, Chlorella abzusetzen! Während dieser Zeit empfehle ich meinen Patienten sogar die Einnahme von 10 g Chlorella täglich.

Forschungsergebnisse

Zur Wirkung von Chlorella bei Krebs liegen zahlreiche wissenschaftliche Untersuchungen vor. Chlorella zeigte beispielsweise in Tierversuchen sowohl in der Krebsprophylaxe als auch bei der unterstützenden Behandlung bereits manifester Krebsleiden Wirkung. Und auch bei Menschen konnte Chlorella erfolgreich eingesetzt werden.

Chlorella kann die Therapie unterstützen

Fallbeispiel

Während einer Studie (1990) an der Universität Virginia, USA, erhielten austherapierte Patienten mit unheilbarem Hirntumor eine Chlorella-Diät. Bei allen konnte trotz der schweren Krankheit ein hoher Grad an Lebensqualität aufrechterhalten werden. Sie hatten weniger Infekte als bei Krebspatienten sonst üblich, und nach zwei Jahren lebten noch 30 Prozent der Patienten.

Die Lebensqualität verbessern

Fallbeispiel

Der amerikanische Arzt Dr. Steenblock behandelte einen Patienten mit Lymphdrüsenkrebs, dessen Blutbild sich nach 6wöchiger Einnahme von 27 g Chlorella täglich deutlich besserte. Zahlreiche Studien weisen auch auf tumorhemmende und lebensverlängernde Effekte von Chlorella hin.

Fallbeispiel

Ein 60jähriger Mann wurde an einem früh entdeckten Prostatakrebs operiert. Die Operation und die klassische Therapie wurden bei täglich 6 g Chlorella gut vertragen. Er nimmt ab und zu sehr hohe Mengen von Chlorella (20 g und mehr!) zu sich und erfreut sich nach sechs Jahren bester Gesundheit.

WICHTIG

Chlorella ist kein Krebsmedikament! Ich beobachte jedoch in meiner Praxis, daß Krebspatienten die belastenden Behandlungen bei Einnahme von Chlorella besser vertragen.

Schwaches Immunsystem?

Ein geschwächtes Immunsystem äußert sich unter anderem auch durch ständig wiederkehrende Entzündungen oder einfach nicht ausheilende chronischen Infektionen. Als Erreger kommen Bakterien, Viren und Pilze in Frage.

Bakterien, Viren und Pilze als Ursache

Chronische Infekte

In meiner Praxis mache ich ausgezeichnete Erfahrungen bei der Behandlung von chronischen Infekten mit Chlorella. Das Erregerspektrum dieser Infektionen reicht vom Epstein-Barr-Virus über das Cytomegalievirus bis hin zum bakteriellen Erreger der Toxoplasmose. Auch wiederholten Lungen- und Blasenentzündungen kann durch eine Therapie mit Chlorella erfolgreich begegnet werden.

Fallbeispiel

Ein 50jähriger Mann litt an Gürtelrose (Herpes zoster) am Gesäß. Die Krankheit trat bereits häufiger auf, ohne daß eine Ursache gefunden werden konnte. Mit Chlorella heilten die schmerzhaften Bläschen sehr schnell ab und traten bis heute nicht wieder auf. Der

MEIN TIP

Nehmen Sie 1- bis 2mal täglich 5 g Chlorella zu sich. Setzen Sie die Therapie nach Abklingen der Symptome ungefähr einen Monat lang fort.

Mann nahm ergänzend zu seiner normalen Ernährung über ein halbes Jahr hinweg täglich 5 g Chlorella zu sich.

Rekonvaleszenz

Wunden nach einer Verletzung oder nach Operationen, allgemeine körperliche Schwäche nach langer Bettlägerigkeit im Krankenhaus oder zu Hause sind ebenfalls Situationen, bei denen sich die Heilung und die Regeneration des erkrankten Gewebes mit Chlorella deutlich schneller einstellen.

Heilungsprozeß beschleunigen

MEIN TIP

Nehmen Sie täglich 5 g Chlorella zu sich, wenn Sie sich nach längerer Krankheit oder nach einer Operation in der Phase der Regeneration befinden. Chlorella unterstützt die Wundheilung und stärkt Ihr geschwächtes Immunsystem.

Linderung bei Heuschnupfen

Elektronenmikroskopische Aufnahmen zeigen, daß Pollen als Träger verschiedener Schadstoffe fungieren und nicht »biologisch rein« sind, wenn sie auf den Schleimhäuten »landen«. Dieser Komplex aus Pollen und Schadstoffen ruft schnell Überreaktionen des Immunsystems hervor. Chlorella »kühlt« die überhitzte Abwehr und entgiftet zugleich von Schwermetallen und anderen Umweltgiften.

Fallbeispiel
Bereits im Oktober, also lange bevor die Pollenflugsaison begann, nahm ein 26jähriger Student über fünf Monate täglich 4 g Chlorella zu sich. Im ersten Jahr konnte er bereits eine Verringerung der intensiven Beschwerden feststellen. Im Oktober des folgenden Jahres erhöhte er die Dosis auf 7 g. Durch die Einnahme von Chlorella kommt er heute beschwerdefrei durch den Frühling.

Ohne Beeinträchtigung durch den Frühling

MEIN TIP

Nehmen Sie bereits zwei Monate vor der Pollenflugsaison täglich 3 x 2 g Chlorella auf nüchternen Magen zu sich, so lange, bis die Saison zu Ende ist. Kräftigen Sie die Schleimhaut durch 2 bis 3 Nasenspülungen pro Woche (Seite 53).

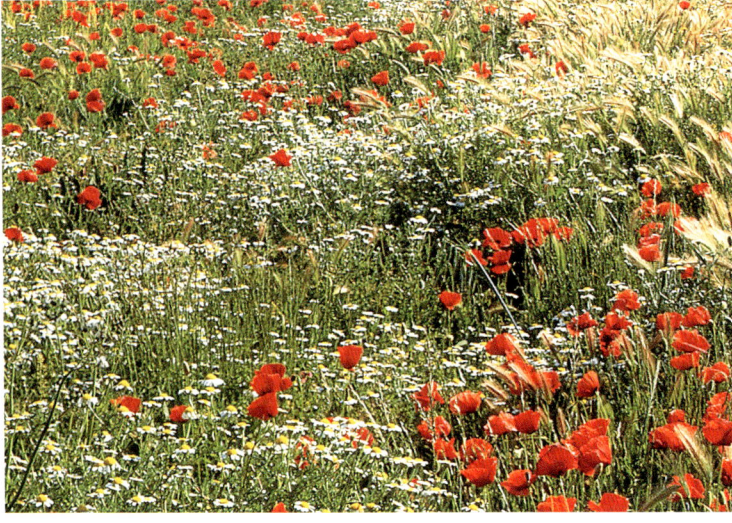

Stärken Sie Ihre Immunabwehr, und Sie können den Frühling trotz Heuschnupfen genießen.

Sanft abnehmen mit Chlorella

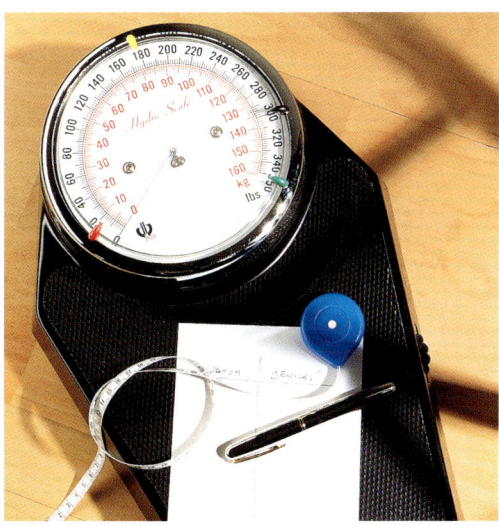

Die Diät unterstützen

Wenn Sie eine strenge Diät machen, um deutlich abzunehmen, dann entgiftet Ihr Körper stark. Sie sollten deshalb 2,5 bis 3 Liter Mineralwasser oder Kräutertee trinken. Ähnlich wie beim Fasten ohne Chlorella, besteht die Gefahr, daß die natürlichen Ausleitwege des Körpers (Nieren, Leber, Haut, Darm und Lunge) dem Ansturm der aus dem Fettgewebe frei werdenden Giftstoffe nicht standhalten (Seite 40). Die Folgen können vom allgemeinen Unwohlsein, über grippeähnliche Gliederschmerzen bis hin zu Kopfschmerzen und Depressionen reichen.

So unterstützt Chlorella Ihre Diät

Das Hungergefühl wird unterdrückt

● Die oben genannten Symptome können durch die giftabsorbierende Wirkung von Chlorella verhindert oder wenigstens abgemildert werden.
● Außerdem enthält Chlorella Vitalstoffe, die als »Zündfunke« die Verbrennung ankurbeln.
● Nüchtern und mit viel warmem Wasser eingenommen, hilft Chlorella, das Hungergefühl zu unterdrücken und das Sättigungsgefühl zu steigern.

Sättigungsgefühl steigt

■ Auf die Dauer helfen natürlich nur eine ausgewogene Ernährung und ausreichende körperliche Bewegung, um eine gute Figur zu bekommen – und zu halten. Achten Sie deshalb auf eine gesunde Lebensweise (Seite 30 und 31), sonst kommt es nach jeder Diät, auch der vielversprechendsten, nur zum berühmten und unerwünschten »Jo-Jo-Effekt«.

Mit Chlorella können Sie gesund abnehmen und das »Hungern« fällt nicht so schwer.

MEIN TIP

Nehmen Sie morgens auf nüchternen Magen 5 g Chlorella mit viel warmem Wasser zu sich. Am Nachmittag nochmal dieselbe Menge Chlorella mit viel Wasser einnehmen.

Chlorella senkt das Blutfett

Wissenschaftliche Studien belegen: Erhöhte Cholesterinwerte können mit Chlorella gesenkt werden. Über die Nahrung zugeführtes Cholesterin kann bei der Messung der Blutwerte vernachlässigt werden, da der größte Teil des Cholesterins vom Körper selbst gebildet wird. Inzwischen weiß man zwar, daß Cholesterin nicht die einzige Ursache für Herz-Kreislauf-Erkrankungen wie Herzinfarkt ist – hier wirken viele andere Faktoren zusammen, zum Beispiel Bewegungsmangel, Streß und Übergewicht –, dennoch gehört es nach wie vor zu den Risikofaktoren. Wenn Ihr Cholesterinwert erhöht ist, sollte Ihr Arzt Sie gründlich untersuchen (Labortests), um Ihr Risiko und die weitere Behandlung bestimmen zu können.

Erhöhtes Cholesterin muß behandelt werden

Niedrige Cholesterinwerte

Leider ist durch die einseitige Diskussion der erhöhten Cholesterinwerte die Interpretation niedriger Werte völlig vernachlässigt worden. Denn zu niedrige Cholesterinwerte (< 120 mg %) sind mindestens ebenso gefährlich wie zu hohe Werte!

■ Bis auf die seltenen Fälle einer angeborenen Störung des Fettstoffwechsels ist eine unterstützende Nahrungsergänzung mit Chlorella sinnvoll und erfolgversprechend. Wahrscheinlich ist die Süßwasseralge Chlorella in der Lage, Cholesterin an sich zu binden. So ist es möglich, daß das überschüssige Cholesterin über den Darm ausgeschieden wird. Ist der Cholesterinwert zu niedrig, dann regt Chlorella die Bildung von Cholesterin im Körper an.

Chlorella normalisiert den Cholesterinspiegel

MEIN TIP

Sollten Ihre Cholesterinwerte zu hoch oder zu niedrig sein, dann nehmen Sie täglich 3 x 2 g Chlorella zu den Mahlzeiten ein. Chlorella kann Ihnen auf gar keinen Fall schaden!

Fallbeispiel

Bei einer 56jährigen Frau mit einem erhöhten Cholesterinwert von 300 mg % und einem Triglyceridwert von 350 mg % konnten nach sechsmonatiger Gabe von 6 g Chlorella täglich beide Werte deutlich gesenkt werden (260 mg % Cholesterin; 280 mg % Triglycerid). Der Triglyceridwert ist der zweite wichtige Indikator für den Fettgehalt des Blutes.

Bluthochdruck – Chlorella hilft

Die Wirkung von Chlorella auf grenzwertig erhöhte Blutdruck- werte, die noch keine medika- mentöse Therapie benötigen – der erste Wert liegt dabei zwi- schen 150 und 160, der zweite Wert zwischen 90 und 95 –, ist zur Zeit Gegenstand internatio- naler wissenschaftlicher Unter- suchungen.

Milde, blutdruck- senkende Wirkung

● Neben einer heute schon nachgewiesenen milden, blut- drucksenkenden Wirkung von Chlorella kann die Süßwasseral- ge auch vorbeugend gegen Gefäßverkalkungen (Arterio- sklerose) eingesetzt werden.

Fallbeispiel
Ein 35jähriger Mann mit einem labilen Bluthochdruck und durchschnittlichen Werten um 155/90 wurde mit Chlorella behandelt. Mit Hilfe von 5 g Chlorella täglich hatten sich seine Blutdruckwerte bei einem, seinem Alter ensprechenden, Wert von 140/85 eingependelt.

MEIN TIP

Ist ein grenzwertiger Blut- hochdruck gesichert, soll- ten Sie für 3 bis 4 Monate täglich zu den Mahlzeiten 3 bis 5 g Chlorella nehmen. Lassen Sie sich von Ihrem Arzt über die erforderlichen Verhaltensweisen und Risi- ken aufklären.

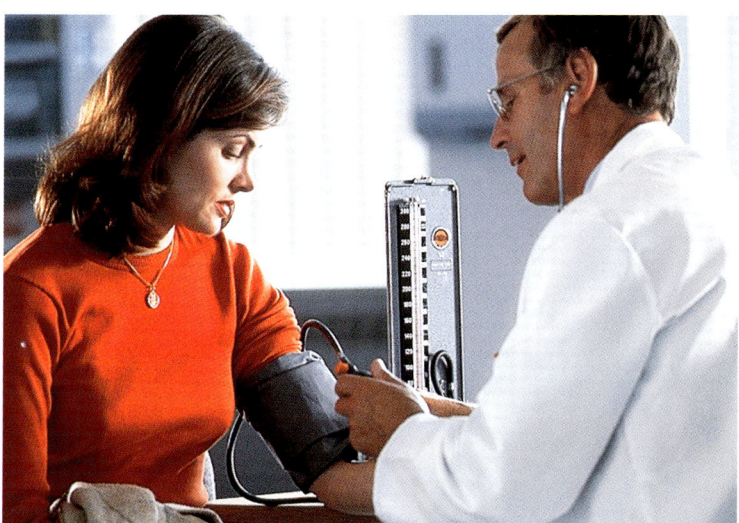

Bei einem grenzwer- tigen Blut- hochdruck, der noch keine medi- kamentöse Behandlung erfordert, können Sie Chlorella einsetzen.

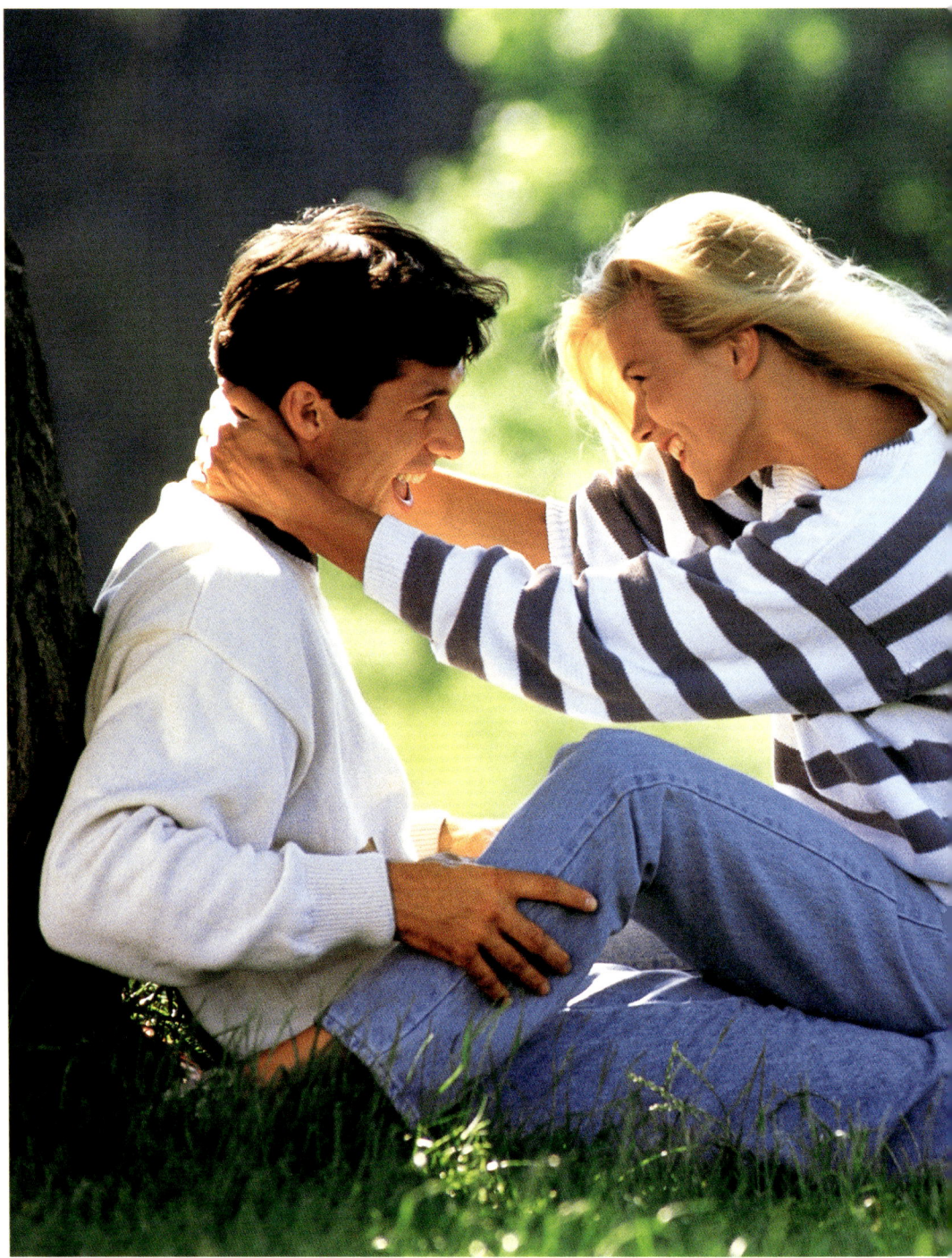

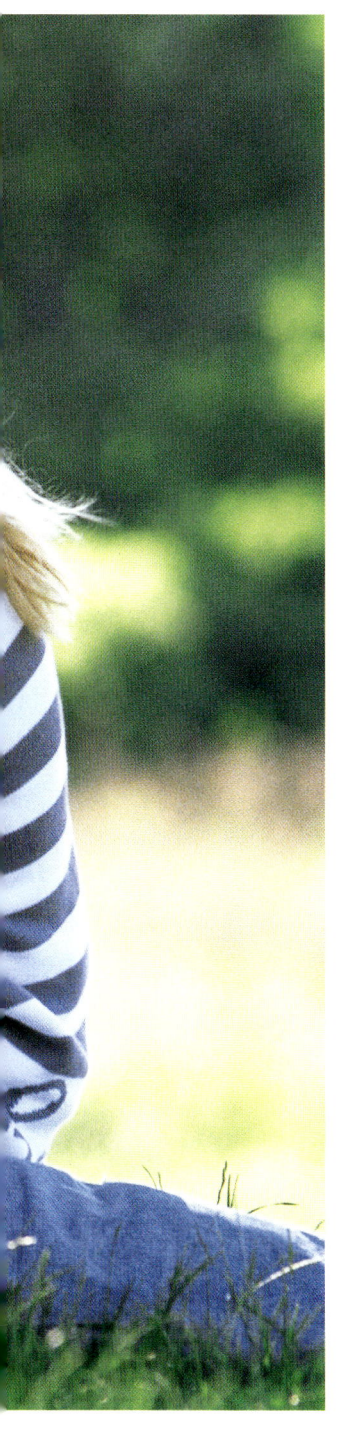

Entgiften mit Chlorella

Schon wenige Gramm Chlorella täglich reichen aus, um den menschlichen Organismus auf natürliche Weise zu entgiften. Da unsere Umwelt teilweise stark mit Schadstoffen belastet ist, gelangen diese über die Nahrungskette unbemerkt in unseren Körper. Auch Amalgamfüllungen und Elektrosmog belasten unseren Organismus, weil sie toxisch wirken. Das tückische an Umweltgiften ist die Tatsache, daß man die meisten weder sieht noch riecht. Doch wir können uns schützen! Lernen Sie, Ihr persönliches Risiko einzuschätzen, und erfahren Sie alles über die Amalgamentgiftung durch Chlorella.

Weshalb Chlorella gegen Gift wirkt

Spätestens seit 1970 haben sich Wissenschaftler intensiv mit der Frage auseinandergesetzt, warum ausgerechnet Chlorella *pyrenoidosa* diese ausgesprochen starken, entgiftenden Eigenschaften besitzt. Keine andere Alge erreicht bei Laboruntersuchungen auch nur annähernd dieselben positiven Werte, nicht einmal die Algen der gleichen Gattung, wie zum Beispiel Chlorella *vulgaris*.

Durch Forschungsarbeiten, wissenschaftliche Langzeitstudien und Erfahrungen aus der Praxis konnte schließlich ein Teil des Geheimnisses, welches Chlorella *pyrenoidosa* zur einzigartigen biologischen Entgiftungssubstanz macht, gelüftet werden.

Die Wirkstoffe

Grundsätzlich kann Chlorella sowohl von Schwermetallen als auch von vielen organischen Lösungsmitteln, Insektiziden und Pestiziden entgiften. Ihre dreischichtige und extrem widerstandsfähige Hülle birgt die wichtigsten Substanzen, die die Basis der entgiftenden Wirkung von Chlorella *pyrenoidosa* sind.

Mikrofibrillen

Die mittlere und dickste Zellwand von Chlorella *pyrenoidosa* bindet die Giftstoffe. Sie besteht aus zellulosehaltigen Mikrofibrillen. Sie bilden ein fein strukturiertes Gerüst, in dem die Schwermetallmoleküle wie in einem Netz hängenbleiben.

Sporopollein

Außerdem enthält Chlorellas mittlere Zellwand Sporopollein (Seite 19). Dieser Bestandteil der Zellwand bindet die Schadstoffe irreversibel.

Proteine

Chlorella besteht zu einem hohen Anteil aus verschiedensten Proteinen. Darunter befinden sich viele Proteinarten, die Schwermetalle ausgesprochen gut an sich binden. So kann Chlorella enorm hohe Konzentrationen an Schwermetallen aufnehmen, ohne sich selbst zu vergiften.

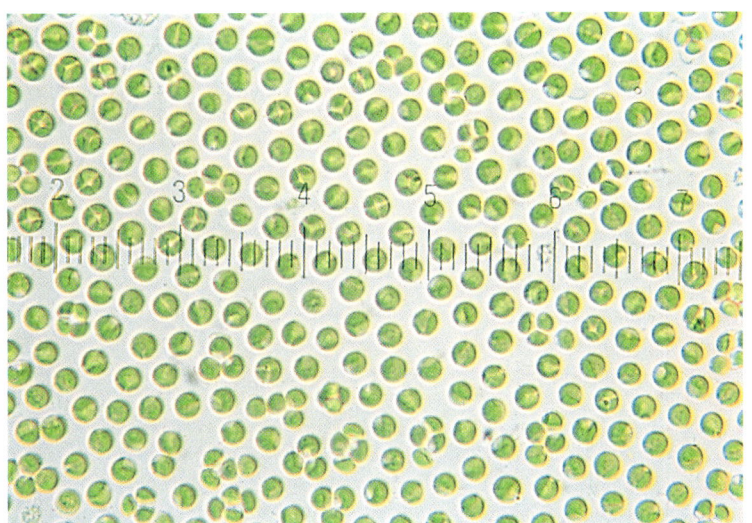

Umweltgifte in der Nahrungskette

■ Mittlerweile sind mehrere 200 Umwelttoxine bekannt, die zum festen Bestandteil unserer Nahrungskette gehören. In den modernen Industrieländern können wir ihnen gar nicht entkommen. Deshalb ist eine regelmäßige Anwendung von Chlorella zur vorbeugenden Entgiftung sinnvoll und empfehlenswert.

MEIN TIP

zur allgemeinen Ausleitung: Führen Sie regelmäßig eine Entgiftungskur mit Chlorella durch, indem Sie zum Beispiel 2mal jährlich täglich 4 g Chlorella über einen Zeitraum von 8 Wochen zu sich nehmen.

Mit Chlorella werden Sie Umweltgifte los

Die Süßwasseralge Chlorella *pyrenoidosa* ist in der Lage, die Gesamtmenge aller Umweltgifte, die sich im menschlichen Organismus befinden können, zu reduzieren und den Körper so wirkungsvoll zu entlasten. Beweisen läßt sich die entgiftende Wirkung Chlorellas, indem die Ausscheidungen nach der Einnahme von Chlorella auf Rückstände hin untersucht werden.

Zahlreiche Schwermetalle, Lösungsmittel, Alkohol, Nikotin und andere Giftstoffe, die sich bereits in den Körperzellen eingelagert hatten, können also wieder ausgeschieden werden.

Vor diesen Umweltgiften schützt Chlorella

Schwermetalle

Schwermetalle sind nahezu allgegenwärtig. Zum großen Teil wurden sie durch den Menschen selbst künstlich konzentriert. Da die meisten Schwermetalle nicht abgebaut werden, sondern sich in der Natur und im menschlichen Körper anreichern, kommt der Entgiftung eine große Bedeutung zu.

Schwermetalle werden angereichert

Vom Körper nicht verwertbar

Schwermetalle sind Gift für den menschlichen Körper. Lange hat sich die Forschung hauptsächlich um die Auswirkungen akuter Vergiftungen gekümmert, daß heißt um die Behandlung von Patienten, die relativ hohe Schwermetallkonzentrationen in kurzer Zeit aufgenommen hatten. Spätestens seit der Diskussion um das Amalgam beschäftigt man sich in der medizinischen Forschung aber auch zunehmend mit Fragen, die die schleichende Vergiftung durch niedrigdosierte Umweltgifte betreffen. Schwermetall-

Langsame Vergiftung

moleküle haben grundsätzlich im menschlichen Organismus nichts zu suchen. Unser Körper kann sie nicht verwerten und kaum wirksam bekämpfen, da er nicht über ein genetisches »Spezialentgiftungsprogramm« verfügt. Bereits kleinste Mengen an Schwermetallen versucht er zu neutralisieren, indem er sie einfach deponiert – irgendwo, häufig in den Fettzellen der verschiedenen Organe. Durch wissenschaftliche Experimente im Reagenzglas konnte eindeutig nachgewiesen werden, daß Schwermetalle mit Enzymen und anderen Proteinen Komplexe bilden und den Zellstoffwechsel blockieren. Als Folge sterben die Zellen ab. So ist es unbestritten, daß nahezu alle Schwermetalle die Entstehung von Krebs fördern.

Der Zellstoffwechsel ist blockiert

MEIN TIP

Führen Sie regelmäßig Kuren mit Chlorella durch. Nehmen Sie zum Beispiel über einen Zeitraum von 6 bis 9 Monaten täglich 3 x 1 g Chlorella zu sich.

Die häufigsten Schwermetalle

Cadmium (Cd)

Die Weltproduktion dieses Schwermetalls steigt jährlich um 10 Prozent. Es ist heute ein fester Bestandteil der Nahrungskette. Wir können die Aufnahme von Cadmium nicht 100prozentig vermeiden, denn es steckt zum Beispiel in Pflanzen aus Monokulturen und im Trinkwasser. Der Rauch einer einzigen Zigarette enthält zwischen 0,1 und 0,2 Mikrogramm Cadmium. Es wird vom Körper hauptsächlich in der Nierenrinde eingelagert und kann zu Nierenschäden führen.

Cadmium im Trinkwasser

Blei (Pb)

Jahrzehntelang wurde dem Autobenzin ein Antiklopfmittel beigefügt – Blei. Deshalb finden sich Bleiverbindungen überall in der Umwelt und auch in unseren Lebensmitteln. Dieses Schwermetall verhält sich im Körper ähnlich wie Calcium, das heißt, es wird bei höherer Konzentration in den Knochen eingelagert. Vor allem Kinder sind gefährdet, da ihr Körper 40 Prozent mehr Blei über den Darm aufnimmt als der eines Erwachsenen. Außerderm reagiert das Nervensystem von Kindern äußerst empfindlich auf Blei. Eine chronische Belastung mit Blei führt zu Erkrankungen der Nieren, des blutbildenden Systems (Knochenmark, Milz und Lymphknoten …) und des zentralen Nervensystems (ZNS).

Bleiverbindungen

Quecksilber (Hg)

Quecksilber ist in zweifacher Hinsicht in »aller Munde«: einerseits aufgrund der Amalgamdebatte, andererseits als Bestandteil des Füllstoffes Amalgam selbst. Ab Seite 81 erfahren Sie Genaueres über den Zusammenhang von Quecksilber und Amalgam und die Amalagamentgiftung.

Amalgam enthält Quecksilber

Palladium (Pd)

Dieses Edelmetall kommt in Verbindungen mit Gold-, Silber-, Nickel- und Kupfererzen vor und wird zur Herstellung hochwertiger Legierungen zum Beispiel für Weißgold und Zahnfüllungen verwendet. Es wird über die Mundschleimhaut aufgenommen und vom Organismus im Gehirn eingelagert, was zu Hirnstörungen führen kann. Palladium gilt außerdem als allergieauslösend und krebserregend.

Zahnfüllungen aus Edelmetall

Vor diesen Umweltgiften schützt Chlorella

Elektrosmog

Viele Menschen reagieren sensibel auf elektromagnetische Felder. Da im Körper ebenfalls elektrische Ströme fließen, zum Beispiel über die Nervenbahnen, ist eine Wechselwirkung mit Stromquellen nicht auszuschließen. Bei vielen Patienten ist zu beobachten, daß die übermäßige Elektrosensibilität mit der Einnahme von Chlorella nachläßt. Mögliche Ursache für die Überempfindlichkeiten ist eine erhöhte Schwermetallkonzentration im Körper. Die hohen Schwermetallkonzentrationen im Stuhl elektrosensibler Patienten bestätigen dies. Die Schwermetalle stören wegen ihrer Ähnlichkeit mit anderen ladungtragenden Teilchen, die sich im menschlichen Körper befinden, schon in geringer Konzentration den Zellstoffwechsel. Der Grund ist, daß Schwermetalle mit Mineralien wie Magnesium konkurrieren, die ja ebenfalls Metalle sind.

Elektrosensibilität abmildern

> **MEIN TIP**
>
> Sollten Sie Beeinträchtigungen Ihres Wohlbefindens auf Elektrosmog zurückführen, versuchen Sie es mit 4 g Chlorella täglich auf nüchternen Magen.

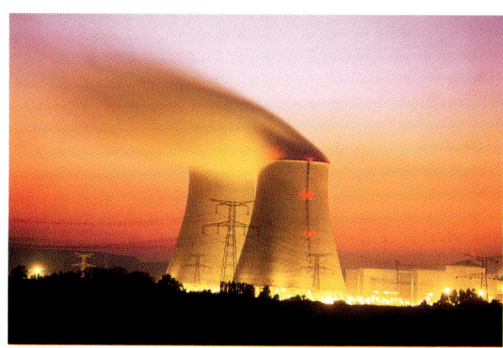

Radioaktivität

Natürliche Radioaktivität macht uns nichts aus. Durch die industrielle und militärische Nutzung der Atomenergie aber werden die Umwelt und der menschliche Organismus zusätzlich mit künstlicher Radioaktivität belastet. Therapeutische Bestrahlungen in der Medizin stellen eine weitere Quelle für radioaktive Belastung dar. Da radioaktive Substanzen Schwermetalle sind, kann die Süßwasseralge Chlorella zur Ausleitung dieser Stoffe eingenommen werden. Menschen, die hoher radioaktiver Belastung ausgesetzt sind, sollten täglich etwa 10 g Chlorella zu sich nehmen (Seite 62). Zwar kann Chlorella den Schaden, der durch radioaktive Strahlung an gesundem Zellgewebe entstanden ist, nicht reparieren, dennoch ist eine Ausleitung radioaktiver Stoffe sinnvoll.

Der technische Fortschritt und die Industrie haben eine Zunahme an Umweltbelastung mit sich gebracht.

Weitere Schadstoffe

Lösungsmittel

Lösungsmittel werden in großen Mengen hergestellt. Sie sind in vielen Körperpflegemitteln, Kosmetika, Reinigungs- und Haushaltspflegemitteln, Lacken und Farben enthalten. Daß Lösungsmittel für den Menschen giftig sind, ist zwar bekannt, wird aber vom Gesetzgeber nicht ausreichend gewürdigt. Die äußerst schädlichen Wirkungen der verschiedenen enthaltenen Alkohole wie Isopropyl-, Ethyl-, Butyl-, Methyl- und Benzylalkohol sind erwiesen. Dennoch sind Sie und Ihre Kinder ihnen täglich und, ohne es recht zu realisieren, ausgesetzt. Bei diesen Alkoholen, die wie bereits erwähnt auch in Kosmetika und Haushaltsartikeln enthalten sind, handelt es sich um potentielle Nerven- und Immungifte, die eingeatmet oder über die Haut aufgenommen werden. Da sie in vielen Duschgels und Shampoos enthalten sind, ist diese Belastung wahrscheinlich sogar täglich für jeden von uns gegeben. In zahlreichen wissenschaftlichen Untersuchungen konnte

Alkohole sind Lösungsmittel

In Duschgels und Shampoos

nachgewiesen werden, daß 4 g Chlorella den Entgiftungsprozeß des menschlichen Organismus wirksam unterstüzen.

MEIN TIP

Überprüfen Sie alle Körperpflege- und Reinigungsmittel hinsichtlich ihres Lösungsmittelgehalts. Achten Sie dabei besonders darauf, ob die genannten Alkohole auf der Packung aufgeführt sind. Wenn es Ihnen gelingt, auf lösungsmittelfreie Artikel umzusteigen, haben Sie schon einen erheblichen Beitrag zu Ihrer Gesundheitsvorsorge geleistet.

Verbannen Sie Putz- und Körperpflegemittel, die Lösungsmittel enthalten, aus Ihrem Haushalt.

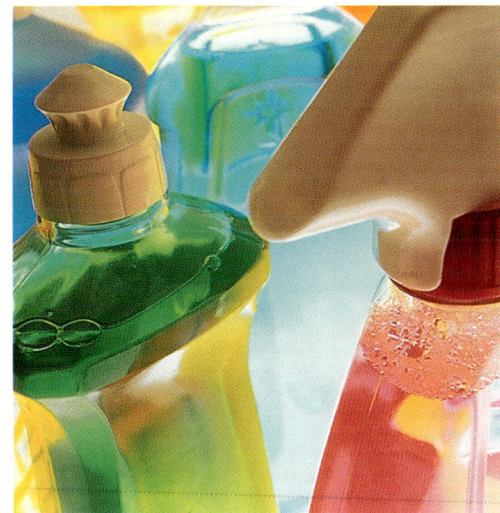

Alkohol

Chlorella *pyrenoidosa* steigert die Entgiftungstätigkeit der Leber nachweislich, indem sie Giftstoffe bereits im Magen-Darm-Trakt irreversibel an sich bindet. So können diese direkt ausgeschieden und der Alkohol effektiver abgebaut werden.

Der Kater wurde erträglicher

In einer wissenschaftlichen Untersuchung der *Shapporo Medical University*, Japan, konnte folgendes nachgewiesen werden: Trotz hohen Alkoholkonsums der Versuchsteilnehmer konnte in 96 Prozent der Fälle ein Alkoholkater vermieden werden, wenn zuvor 4 bis 5 g Chlorella eingenommen wurden. Inzwischen haben mir Freunde und Bekannte diese Beobachtung an sich selbst bestätigt

WICHTIG

Damit hier keine Mißverständnisse aufkommen: Starker Alkoholkonsum schadet Ihrer Gesundheit und sollte unterbleiben. Außerdem bedeutet die Einnahme von Chlorella nicht, daß der Alkoholspiegel im Blut sinkt. Wer Alkohol getrunken hat, gehört nicht hinters Lenkrad eines Kraftfahrzeuges!

MEIN TIP

Patienten mit einer Lebererkrankung rate ich mit nachweisbarem Erfolg zu der folgenden Therapie mit Chlorella:
Nehmen Sie täglich 4 bis 5 g Chlorella zu den Mahlzeiten ein.

Fallbeispiel

Bei einer 46jährigen, normalgewichtigen Frau konnten mittels Ultraschall deutliche Zeichen einer Fettleber festgestellt werden. Außerdem ließen sich im Blut leicht erhöhte Leberwerte nachweisen. Es konnten keine spezifischen Ursachen für diese Art der Leberbelastung gefunden werden. Die Frau trank nur selten mal ein Glas Wein! Nach einem halben Jahr mit einer Nahrungsergänzung von durchschnittlich 5 g Chlorella pro Tag befinden sich alle Leberwerte im Normbereich und alle Anzeichen für eine Fettleber sind deutlich rückläufig.

Leberwerte normalisierten sich

Nikotin

**Rauchen ge-
fährdet Ihre
Gesundheit!**

Wie bereits erwähnt, enthält
der Zigarettenrauch das toxische Schwermetall Cadmium
sowie 400 weitere schädliche
Substanzen. Unter den Rauchern gibt es mehr als doppelt
so viele Amalgamträger wie unter den Nichtrauchern. Untersuchungen haben gezeigt, daß
die Menge wichtiger Botenstoffe im Gehirn bei Menschen mit
Amalgam niedriger sind.
Zugleich erzeugen geringe
Mengen Nikotin im Gehirn
eine Erhöhung der Konzentration verschiedener Botenstoffe,
was zum Beispiel mit einer
Verbesserung der Konzentrati-
onsleistung einhergeht. In
meiner Praxis habe ich auf der

Grundlage dieses Umstandes
und der wissenschaftlichen
Untersuchungen folgende
Raucherentwöhnung etabliert:
Zu Beginn jeder Raucherentwöhnung wird zunächst eine
Entgiftung durchgeführt. Es
fällt den Betroffenen erheblich
leichter, das Rauchen aufzuge-
ben, nachdem sie entgiftet sind
und sich vom niedrigeren
Botenstoffniveau erholt haben.

MEIN TIP

… für alle, die Zigarettenrauch nicht aushalten
können und ihm trotzdem
ausgesetzt sind. Nehmen
Sie vorher 5 g Chlorella ein,
und Sie bleiben fit – trotz
des Qualms.

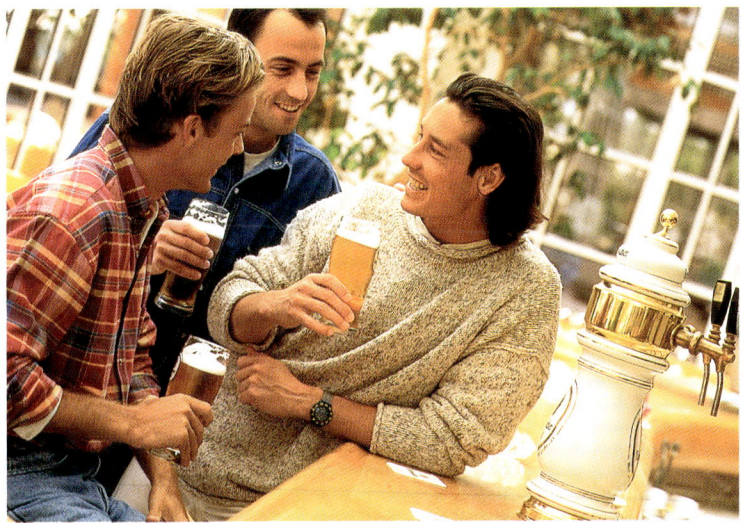

**Zigaretten
und Alkohol
gehören zu
den meisten
geselligen
Anlässen –
doch sollte
beides nicht
zur Gewohn-
heit werden.**

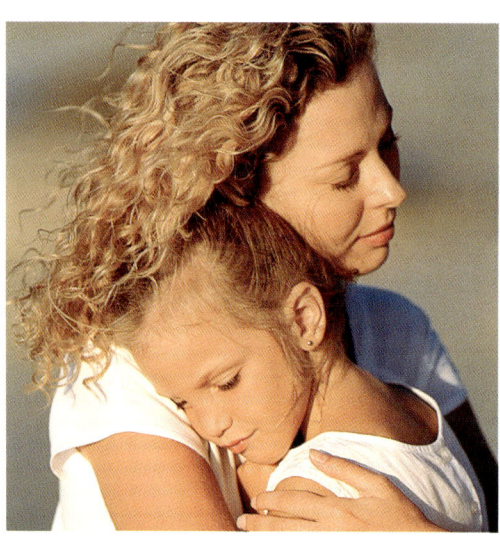

Umweltgifte sind allgegenwärtig, doch wir können einiges tun, um die Belastung so gering wie nur möglich zu halten.

Giftstoffe auch in meinem Körper?

Immer häufiger werde ich von meinen Patienten gefragt: »Wie erkenne ich, ob mein Körper mit Giftstoffen belastet ist?« Leider gibt es dafür weder eindeutige, untrügliche Symptome noch gesicherte wissenschaftliche Untersuchungsergebnisse, die mit absoluter Sicherheit auf chronisch umweltbedingte Krankheiten hinweisen. Dies hat zur Folge, daß nicht wenige Betroffene in vielen Fällen an einen Psychotherapeuten weiterüberwiesen werden. Was unter Umständen dazu führt, daß die toxische Belastung mit Umweltgiften dann über Jahre unentdeckt bleibt. Daß durch die

Medizin bis heute kein einheitliches und spezifisches Krankheitsbild für chronische Umweltvergiftungen erarbeitet werden konnte, hat eine ganze Reihe von Gründen:

● Wir sind nie nur einem Gift allein ausgesetzt, sondern vielen unterschiedlichen Schadstoffen zugleich, die sich noch dazu durch Wechselwirkung gegenseitig verstärken.

● Wegen der Wechselwirkungen und der individuellen Reaktion des Organismus gibt es keine eindeutigen Symptome, an denen man eine bestimmte umweltbedingte Krankheit festmachen kann.

● Die Symptome umweltbedingter Vergiftungen treten häufig erst nach längerer Zeit auf. Deshalb ist es oft auch so schwer, die unmittelbaren Ursachen festzustellen.

● Umweltvergiftungen machen sich nur in seltenen Fällen durch Schmerzen bemerkbar.

■ In der Regel führt nur detektivischer Spürsinn, gepaart mit viel Geduld zum Erfolg: Dazu gehören Stuhl- und Urinanalysen, um Schwermetallbelastungen feststellen zu können, Blut- und Spermaanalysen zur Feststellung von Pestizidbelastung und das

Wechselwirkungen sind möglich

Verschiedene Analyseverfahren

gründliche Nachdenken über die eigene Lebenssituation. Es gibt eine Reihe ganz einfacher Maßnahmen, durch die Sie die Giftstoffmengen zumindest im Haushalt deutlich reduzieren können. Hier die wichtigsten Faustregeln auf einen Blick:

Ernährung

Bewußte Ernährung Kaufen Sie nach Möglichkeit Bio-Produkte, reduzieren Sie den Verbrauch von industriell verarbeiteten Nahrungsmitteln, und essen Sie weniger Fleisch. Legen Sie einmal wöchentlich einen Obst-und-Gemüse-Tag ein, natürlich mit biologisch angebautem Obst und Gemüse.

Körperpflege

Nicht übertreiben Verwenden Sie Körperpflegemittel und Kosmetika grundsätzlich so sparsam wie möglich (Seite 75). Häufig genügt es, sich lediglich mit Wasser zu duschen, um sauber zu werden!

Putzmittel

Bioreiniger sind besser als ihr Ruf Tragen Sie beim Putzen mit chemischen Reinigern – sparsam verwenden – unbedingt Gummihandschuhe, und lüften Sie den Raum anschließend. Übrigens: biologische Reiniger auf Spiritus- oder Essigbasis reinigen ebensogut wie chemische.

■ Auf der folgenden Seite finden Sie einen Fragenkatalog, mit dessen Hilfe Sie feststellen können, ob bei Ihnen ein Risiko für umweltbedingte Erkrankungen besteht. Auch wenn Sie nur eine der Fragen mit Ja beantworten müssen, kann das schon darauf hindeuten, daß Ihr Organismus umweltbedingt belastet ist. Falls Sie mehrere oder mehr als ein Drittel der Fragen bejahen, sollten Sie umgehend zu einem in der Umweltmedizin erfahrenen Arzt gehen.

Mit der Einnahme von Chlorella können Sie die Belastung Ihres Körpers durch Umweltgifte deutlich reduzieren.

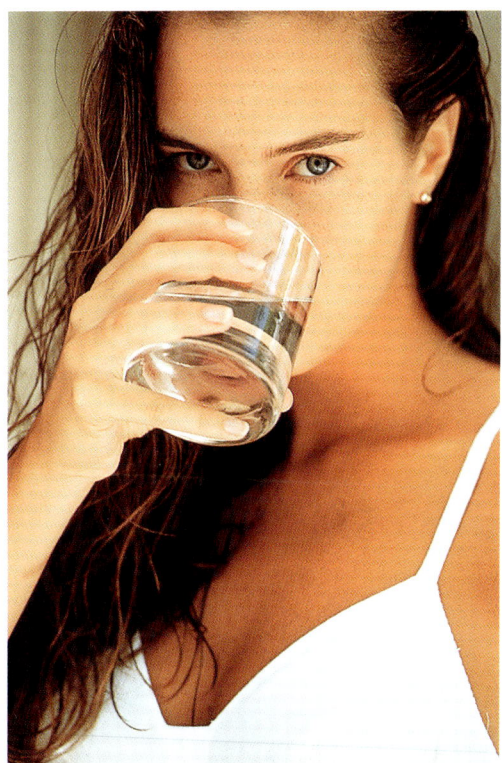

Testen Sie Ihr Risiko   ja   nein

- Leiden Sie unter vorzeitiger Ermüdung und Energiemangel? ☐ ☐
- Tritt häufiger unerklärlicher Schwindel auf? ☐ ☐
- Leiden Sie unter häufigen Kopfschmerzen? ☐ ☐
- Leiden sie an chronischer Nasennebenhöhlenentzündung? ☐ ☐
- Leiden Sie unter Konzentrationsmangel? ☐ ☐
- Leiden Sie unter Schlafstörungen? ☐ ☐
- Haben Sie häufig Entzündungen der Mundschleimhaut? ☐ ☐
- Leiden Sie unter häufig wiederkehrenden Infektionen? ☐ ☐
- Leiden Sie unter starken Stimmungsschwankungen? ☐ ☐
- Haben Sie Heuschnupfen oder andere Allergien? ☐ ☐
- Leiden Sie unter chronischen Verdauungstörungen? ☐ ☐
- Schmerzen Ihre Bänder, Sehnen, Muskeln oder Gelenke
  immer wieder an unterschiedlichen Stellen? ☐ ☐
- Wurde bei Ihnen eine Schilddrüsenkrankheit festgestellt? ☐ ☐
- Leiden Sie an chronischer Bronchitis oder an Asthma? ☐ ☐
- Leiden Sie an chronischen Hauterkrankungen,
  wie Neurodermitis oder unklaren Ekzemen? ☐ ☐
- Rauchen Sie? ☐ ☐
- Leiden Sie unter chronischen Nierenstörungen? ☐ ☐
- Leiden Sie unter chronischen Leberstörungen? ☐ ☐
- Haben Sie manchmal zu niedrige Blutzuckerwerte? ☐ ☐
- Hatten Sie schon einmal Krebs? ☐ ☐
- Ist bei Ihnen eine nicht näher erklärbare Nervenerkrankung
  diagnostiziert worden? ☐ ☐
- Tragen Sie Amalgamfüllungen oder andere Metalle im Mund? ☐ ☐
- Haben Sie nach einer Amalgamentfernung eine
  Entgiftungstherapie durchgeführt? ☐ ☐
- Sind Sie in Ihrem Leben beruflich oder privat über längere
  Zeit mit Giftstoffen in Berührung gekommen (Industrie-
  arbeiter, Zahnärzte einschließlich Personal)? ☐ ☐
- Leiden Sie unter unklaren chronischen Symptomen,
  die Ihr Arzt nicht einzuordnen weiß? ☐ ☐
- Haben Sie nach Einnahme von Chlorella starke Blähungen? ☐ ☐

Amalgam – ein harmloser Füllstoff?

Nachdem Sie erfahren haben, wie Sie sich im Haushalt vor den gängigen Umweltgiften schützen können und welchen Vorteil die Nahrungsergänzung mit Chlorella in diesem Zusammenhang für Sie hat, möchte ich Ihnen auf den folgenden Seiten Informationen über den Füllstoff Amalgam geben. Beim Thema Umweltgifte darf die Amalgamdebatte nicht unberücksichtigt bleiben. Insbesondere deshalb nicht, weil die Lage der Fakten in der Zwischenzeit eindeutig ist und weil ich der Meinung bin, daß ein großer Teil der Bevölkerung nicht objektiv über das Thema informiert ist. Dabei tragen in Deutschland etwa 80 Prozent der Erwachsenen Amalgamfüllungen in den Zähnen – eine sehr giftige Verbindung (Legierung) aus verschiedenen Metallen. Wie viele Menschen heute amalgamgeschädigt sind, ist schwer zu sagen.

Amalgam ist nicht harmlos

■ Fest steht, daß immer mehr Menschen über Symptome klagen, die auf eine erhöhte Schwermetallbelastung zurückzuführen sind. Das hängt zunächst mit der gestiegenen Lebenserwartung zusammen, aber auch mit der Übertragung von Schwermetallen von einer Generation auf die nächste, zum Beispiel in der Schwangerschaft und beim Stillen.

■ Wie gesagt, Amalgam ist beinahe in »aller Munde«. Wenn sie Amalgamfüllungen tragen, sollten Sie unbedingt mit Ihrem Zahnarzt über eine Amalgamentfernung sprechen. Das Amalgam-Entgiftungsprotokoll (Seite 86 bis 87) zeigt, wie Sie praktisch vorgehen können.

Der beste Schutz ist Vorbeugung: Putzen Sie sich nach jeder Mahlzeit die Zähne, denn wer ein makelloses Gebiß hat, der hat gut lachen.

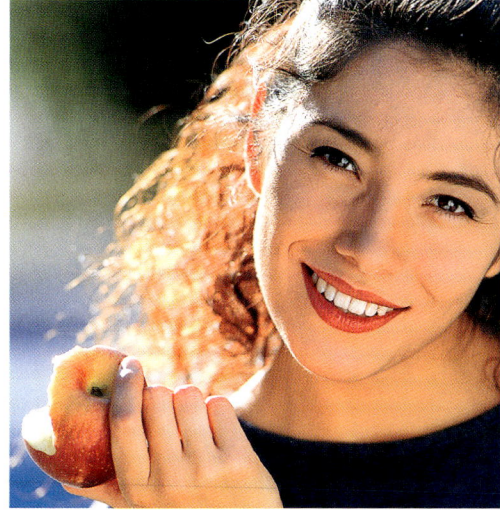

Die große Amalgamdebatte

1993 wurde in den USA einer der größten Hersteller von Amalgamfüllungen, die Firma Jeneric & Pentron Inc. mit Sitz in Kalifornien, zur Zahlung von 300 000 Dollar Schadenersatz verurteilt. Begründet wurde die Strafe mit der Übertretung der Gesundheits- und Sicherheitsgesetze des Staates Kalifornien. Außerdem wurde die Firma dazu verpflichtet, Warnschilder **In den USA** an alle Zahnarztpraxen zu ver-**als Giftstoff** schicken, die sie seit 1991 mit **anerkannt** Amalgam beliefert hatte. Alle Patienten einer Zahnarztpraxis sollten in der Lage sein, die Warnung ohne Mühe einsehen zu können. Jeneric & Pentron Inc. mußte darüber hinaus zusichern, daß Zahnärzte, die sich weigerten, dieses Warnschild anzubringen, zukünftig nicht mehr mit Amalgam beliefert würden. Das war, wie sich bald herausstellen sollte, allerdings unnötig, denn die Firma Jeneric & Pentron Inc. stellte von sich aus, kurz nach dem Urteil, sämtliche Lieferungen von Amalgam ein.
Hier die Übersetzung des Wortlauts auf dem Schild, der, auf leuchtendem Orange gedruckt, alle Blicke auf sich zog:

WARNUNG

Diese Praxis verwendet Amalgamfüllungen. Amalgam enthält Quecksilber. Patienten, die mit diesem Füllungsmaterial behandelt werden, setzen sich dieser chemisch-toxischen Substanz aus.
Es ist dem Staat Kalifornien bekannt, daß Quecksilber Geburtsdefekte und andere Fortpflanzungsschäden hervorrufen kann.

Bitte konsultieren Sie Ihren Zahnarzt, falls Sie weitere Fragen haben.

Giftstoff Quecksilber

Dem kalifornischen Gerichtsurteil lagen Forschungsergebnisse zugrunde, die die Giftigkeit von Quecksilber als einem Bestand- **Giftigkeit** teil des Amalgams in mehrfa- **läßt sich** cher Hinsicht belegen konnten: **belegen**

● Quecksilber (Hg) gelangt sehr rasch vom Blut ins Gehirn und über die Plazenta in den Fötus.
● Frauen, die in Zahnarztpraxen und Dentallaboratorien arbeiten, weisen erhöhte Quecksilberspiegel auf, leiden häufiger unter Menstruationsbeschwerden und Fehlgeburten.

● Auch erhöhte Quecksilber-
werte im Körper des Vaters vor
der Schwangerschaft seiner
Partnerin stehen in einem
direkten Zusammenhang mit
dem Auftreten von spontanen
Aborten und Fehlgeburten.

Hauptquelle

Es wird immer wieder behauptet, daß wir viel mehr Quecksilber über die Nahrung und
die Luft aufnehmen als durch
die Amalgamfüllungen.
Deshalb sei die Quecksilberauf-
nahme ohnehin nicht zu vermeiden und erhöhte Werte für
Quecksilber, beispielsweise im
Urin, nicht auf eine Amalgam-
belastung zurückzuführen. Die
WHO kam allerdings bereits
1991 zu einem völlig anderen
Ergebnis, nachdem sich ihre
Expertengremien intensiv mit

**Quecksilber
tritt aus den
Amalgamfül-
lungen aus**

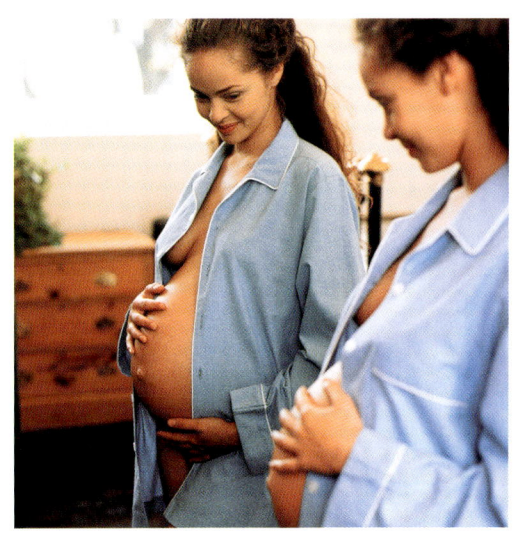

dem Thema befaßt hatten:
Amalgamträger kommen dem-
nach durch stetig freiwerden-
des, elementares Quecksilber
aus ihren Füllungen mit weit
größeren Mengen in Kontakt,
als die Summe aller anderen
Quellen von Quecksilber ergibt:

**Schwangere
sollten eine
Quecksilber-
belastungen
durch
Amalgam
unbedingt
vermeiden.**

Tägliche Quecksilberaufnahme in der Bevölkerung (WHO, 1991)

Quelle	Aufnahme in µg pro Tag
Amalgamfüllungen	3,0 bis 17,0
Fisch und Meerestiere	2,34
andere Nahrungsmittel	0,25
Wasser	0,0035
Luft	0,001

Amalgam – ein harmloser Füllstoff?

Amalgamforschung

Hier einige der wichtigsten Forschungsarbeiten zum Thema:

● Durch Untersuchungen am Gehirn und an den Nieren bei Menschen mit Amalgamfüllungen fanden schwedische Wissenschaftler 1987 heraus, daß in diesen Organen bis zu 80 Prozent höhere Quecksilberkonzentrationen nachzuweisen waren als in den entsprechenden Organen von Menschen ohne Amalgamfüllungen.

Lagert sich auch im Gehirn an

● 1987 wurde ein Artikel im *Journal of Prostetic Dentistry* veröffentlicht, dem eine Untersuchung zugrunde lag, wonach der Anteil von Quecksilber im Gehirn mit der Häufigkeit von Amalgamfüllungen steigt.

● 1990 konnten dänische Wissenschaftler eindeutig beweisen, daß das im Amalgam gebundene Quecksilber die Füllungen verläßt und sich unter anderem im menschlichen Gehirn, in der Leber, den Nieren und der Lunge einlagert.

● Kanadischen Wissenschaftlern gelang diesbezüglich der Nachweis, daß sich bereits 4 Wochen nach dem Einsetzen von Amalgamfüllungen meßbare Konzentrationen von Quecksilber in unteschiedlichen Körperorganen finden lassen.

● Es waren ebenfalls kanadische Forscher, die 1991 den Nachweis erbrachten, daß sich Quecksilber aus Amalgam schädigend auf die Nieren auswirkt.

Schädigt die Nieren

● 1993 entdeckten amerikanische Wissenschaftler, daß Bakterien in Anwesenheit von Quecksilber aus Amalgam schneller gegen Antibiotika resistent wurden. Diese Antibiotikaresistenz wurde an andere Bakterienstämme weitergegeben, ohne daß diese unmittelbaren Kontakt mit dem Quecksilber haben mußten.

Antibiotika-resistenz durch Quecksilber

● Das Quecksilber wird über die Mundschleimhaut aufgenommen und über die Nervenbahnen direkt in das menschliche Gehirn weitergeleitet. So lautet das Ergebnis einer wissenschaftlichen Arbeit aus Schweden, aus dem Jahre 1987.

● Menschen mit multipler Sklerose (MS), die gleichzeitig Amalgamfüllungen im Mund tragen, leiden deutlich häufiger unter Depressionen, Zwängen oder psychotischen Episoden als Menschen mit multipler Sklerose ohne Amalgamfüllungen (USA, 1992).

● Träger von Amalgamfüllungen leiden deutlich häufiger unter Schlaflosigkeit, Depressionen und übermäßigen Angstzuständen als Personen ohne Amalgamfüllungen (USA, 1994).

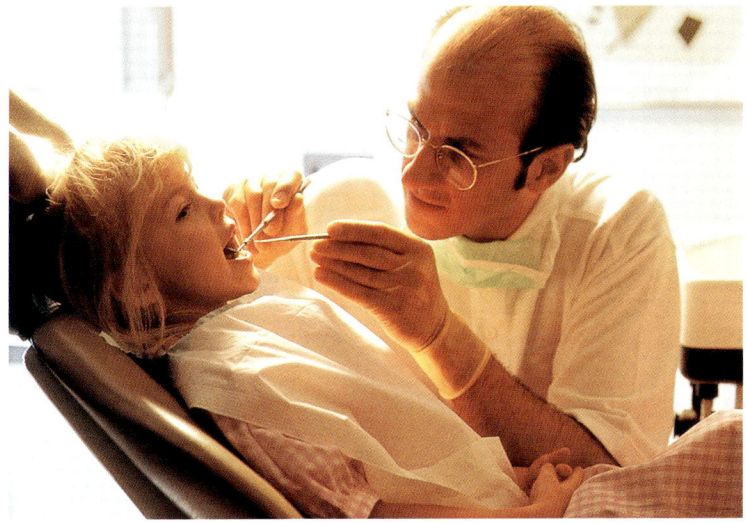

Kinder reagieren noch sensibler auf Quecksilber. Sprechen Sie deshalb mit Ihrem Zahnarzt über Alternativen zu Amalgam.

● In einem Konsensuspapier vom 1. Juli 1997 teilte das Bundesministerium für Gesundheit unter Berufung auf die neuesten Forschungsergebnisse in Zusammenarbeit mit allen entscheidenden bundesdeutschen Zahnärztegremien mit, daß **Elementares Quecksilber ist ein Nervengift** »schwere Nierenfunktionsstörungen eine relative Kontraindikation für die Anwendung von Amalgamfüllungen darstellen. Es gibt hinreichend Publikationen und wissenschaftliche Untersuchungen, die belegen, daß die Nieren die bevorzugten Zielorgane für eine Quecksilbervergiftung sind«.

■ Die folgenden Aussagen sind allgemein anerkannt und wissenschaftlich belegt:

1 Quecksilber in Amalgamfüllungen ist nicht gebunden, sondern löst sich kontinuierlich, beispielsweise beim Einsetzen, Ausbohren und Kauen. Bei Schwangeren dürfen Amalgamentfernungen nicht vorgenommen werden.

2 Elementares Quecksilber ist ein Gift, das auf den gesamten Körper einwirkt und besonders schädlich für das Gehirn, das zentrale Nervensystem (ZNS), die Nieren, die Lunge und den Magen-Darm-Trakt ist.

3 Es ist der internationalen Forschung bis heute nicht gelungen, die Unbedenklichkeit von Amalgam in irgendeiner Weise nachzuweisen.

Amalgam-Entgiftung mit Chlorella

Sollte Ihr Arzt eine Amalgamvergiftung diagnostizieren, so müssen Sie sich einer Entgiftung unterziehen. Hier stelle ich Ihnen ein Entgiftungsprotokoll vor, das in Anlehnung an ein seit vielen Jahren erprobtes Entgiftungsprotokoll der *American Academy of Neural Therapy* von mir entwickelt wurde.

Jahrelang erprobt

Das Amalgam-Entgiftungsprotokoll

Chlorella

▶ Beginnen Sie zwei Wochen vor dem ersten Zahnarzttermin zur Amalgamentfernung mit 2 x 1,5 g Chlorella, morgens und abends. Zwei Tage vor dem Termin erhöhen Sie die Dosis auf 2 x 5 g Chlorella. Unmittelbar nach Entfernung des Amalgams sollten Sie 1 bis 2 g Chlorella-Tabletten kauen, wieder ausspucken und den Mund gut spülen.

2 Wochen vor der Entfernung beginnen

Warum Chlorella?
Wie Sie bereits wissen, binden Stoffe wie Sporopollein, die sich in Chlorellas Zellwand befinden, Schwermetalle wie Cadmium, Blei und Quecksilber. Ich empfehle, nicht nur unmittelbar nach der Amalgamentfernung Chlorella zu kauen, sondern dies zusätzlich am Abend zu tun. Chlorella bindet so erneut das Schwermetall, das sich nach dem Ausbohren in hoher Konzentration in der Mundschleimhaut befindet.

Knoblauch

▶ Am besten nehmen Sie zwei Knoblauch-Tabletten pro Tag.

Warum Knoblauch?
Knoblauch besitzt einen hohen Anteil an Schwefel und Cystein, eine schwefelhaltige Aminosäure, die die Entgiftung ausgesprochen positiv unterstützt.

Knoblauch unterstützt Entgiftung

Pycnogenol

▶ Nehmen Sie zwei Tabletten Pycnogenol (in der Apotheke erhältlich) pro Tag zwischen den Mahlzeiten. Bei Streß sollten Sie die doppelte Dosis einnehmen.

Warum Pycnogenol?
Pycnogenol ist ein pflanzliches Extrakt aus der Rinde einer bestimmten Pinienart. Es unterstützt die Regeneration der Körperzellen während der Entgiftung wirkungsvoll.

Pycnogenol zur Zellregeneration

Multimineralstoffe

▶ Nehmen Sie täglich 3 x 1 Multimineraltablette zu den Mahlzeiten ein.

Warum Multimineralstoffe?

Natürliche Metalle zuführen

Sie sind für eine optimale Entgiftung extrem wichtig. Natürliche Metalle müssen reichlich vorhanden sein, um dort in Bindung zu gehen, wo sich zuvor die toxischen Metalle in Bindung befanden.

Free Radical Quencher

▶ Nehmen Sie täglich zwei Kapseln (aus der Apotheke) auf leeren Magen ein.

Warum FRQ?

Schutz vor freien Radikalen

Das Präparat enthält Selen und verschiedene pflanzliche Mineralstoffe, die die Zellmembran vor Schädigungen durch Oxidation (freie Radikale) schützen.

Vitamin C

▶ Nehmen Sie 1 bis 2 Teelöffel täglich. Am Tag vor, während und nach der Amalgamentfernung erhöhen Sie die Dosis auf 3 bis 4 Teelöffel. Sollten Sie Durchfall bekommen, reduzieren Sie die Dosis einfach wieder auf Ihre ganz persönliche Toleranzgrenze.

Warum Vitamin C?

Es vermehrt die Quecksilberausscheidung, reduziert unangenehme Nebenwirkungen und ist ein starkes Antioxidans.

Omega-3-Fettsäuren

▶ Nehmen Sie am Tag vor, während und nach der Amalgamentfernung 2 bis 4 Kapseln ein (in der Apotheke erhältlich).

Warum Omega-3-Fettsäuren?

Omega-3-Fettsäuren sind unter anderem für die Reparatur und den Erhalt der Zellmembranen unerläßlich. Sie verbessern die Fließeigenschaften des Blutes und haben einen günstigen Einfluß auf die Gehirnleistung.

Reparieren die Zellmembran

Es ist nicht nötig, alle aufgeführten Substanzen einzunehmen. Nach einer Amalgamentfernung dauert die Entgiftung zirka 6 bis 24 Monate. Während dieser Zeit sollten täglich 2 x 1,5 g Chlorella eingenommen werden. Lassen Sie sich über die Dauer der Einnahme der anderen Präparate von einem Arzt oder Heilpraktiker beraten, und beachten Sie die Angaben der Packungsbeilagen.

Die häufigsten Fragen zum Thema Chlorella

Darf ich trotz Schilddrüsen-leiden Chlorella einnehmen?

Antwort: Ja! Chlorella beinhaltet im Gegensatz zu Meeresalgen nur geringste Mengen Jod und stört den Schilddrüsen-stoffwechsel nicht.

Ab welcher Dosis ist Chlorella schädlich für mich?

Antwort: Eine Überdosierung ist nicht möglich. Chlorella ist ein Nahrungsergänzungsmittel mit außergewöhnlichen Fähigkeiten. Selbst 100 g und mehr täglich werden gut vertragen. Alle angegebenen Dosierungen sind jahrelang erprobt.

Wieso kann Chlorella entgiftend wirken?

Antwort: Chlorella bindet Giftstoffe irreversibel an ihre Zellwand. Einen anderen Teil nimmt sie tief im Inneren auf. Dieser Vorgang findet hauptsächlich im Darm statt. Deshalb hindert Chlorella den Körper daran, Giftstoffe über die Darmwand wiederaufzunehmen, zum Beispiel beim Fasten.

Verträgt sich Chlorella mit Tee und Kaffee?

Antwort: Ja! Sie können ohne weiteres Kaffee oder Tee trinken, auch wenn Sie Chlorella zu sich nehmen.

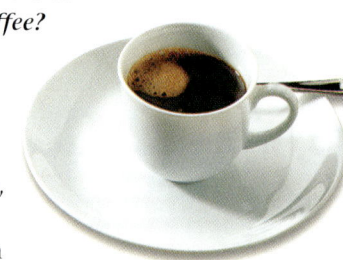

Verträgt sich Chlorella mit Alkohol?

Antwort: Auch hier gibt es keine Unverträglichkeiten oder Wechselwirkungen.

Muß ich Nebenwirkungen befürchten?

Antwort: Nein! Chlorella wird ausgezeichnet vertragen. Selten treten Blähungen auf, die aber meist nach kurzer Zeit wieder aufhören.

Darf ich Chlorella nehmen, wenn ich an einem Magen- oder an einem Zwölffinger-darmgeschwür leide?

Antwort: Ja! Sie sollten sogar. Chlorella wird Ihnen guttun.

Ich bin Diabetiker. Darf ich Chlorella nehmen?

Antwort: Ja! Sie können Chlorella ohne Einschränkungen zu sich nehmen.

Dürfen Kinder Chlorella nehmen?

Antwort: Ja, für sie ist Chlorella sogar sehr wichtig. Es fördert unter anderem ihr Wachstum und ihre Entwicklung.

Dürfen Frauen während Schwangerschaft und Stillzeit Chlorella nehmen?

Antwort: Ja! Chlorella wirkt sich günstig auf die Entwicklung des Kindes aus und gibt auch der Mutter Kraft.

Ist es notwendig, zusätzlich zu Chlorella noch andere Nahrungsergänzungsmittel wie Mineralstoffe, Spurenelemente und Vitamine einzunehmen?

Antwort: Nein, denn Chlorella ist reich an Vitalstoffen.

Darf ich trotz verschiedener Allergien Chlorella nehmen?

Antwort: Chlorella ist ausgezeichnet verträglich. Eine Allergie habe ich nie erlebt.

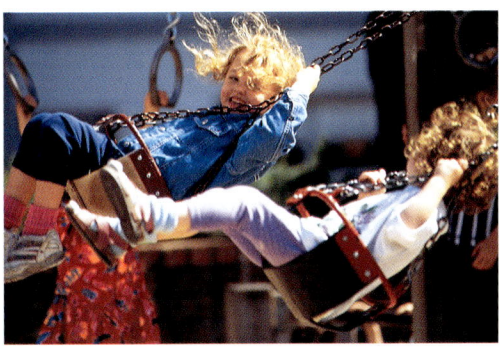

Ich möchte Chlorella als Nahrungsergänzung zur Steigerung meines allgemeinen Wohlbefindens nehmen. Ab wann kann ich mit einer spürbaren Wirkung rechnen?

Antwort: Wenn Sie täglich 2,5 g Chlorella zu sich nehmen, dann werden Sie mit Sicherheit nach ein bis drei Monaten eine positive Wirkung, beispielsweise mehr Energie und Leistungsfähigkeit, bei sich feststellen.

Ich bin starker Raucher. Darf ich Chlorella nehmen?

Antwort: Ja, natürlich! Bedenken Sie jedoch die großen Schadstoffmengen alleine im Rauch einer einzigen Zigarette. Außerdem setzen Sie sich und ihre Umgebung völlig unnötigerweise Giftstoffen aus. Chlorella kann Ihnen übrigens dabei helfen, der Nikotinabhängigkeit zu entkommen.

Auch Kinder dürfen Chlorella einnehmen, denn die Alge fördert ihre Entwicklung.

Die häufigsten Fragen zum Thema Chlorella

Darf ich mit zu niedrigem Blutdruck Chlorella einnehmen?

Antwort: Ja! Chlorella könnte zu einer milden Erhöhung Ihres Blutdrucks führen.

Ich leide an Akne. Wird mir Chlorella helfen können?

Antwort: Sie sollten es unbedingt versuchen!

Muß ich befürchten, daß ich von Chlorella zunehme?

Antwort: Auf gar keinen Fall!

Ich bin Vegetarier. Was könnte Chlorella für mich tun?

Mit Chlorella können Sie Ihre körperliche Fitneß auf natürliche Weise steigern.

Antwort: Chlorella ist reich an Proteinen und pflanzlichen Nährstoffen. Sie kann bei streng vegetarischer Kost Vitamin-B-Mangel ausgleichen. Vor allem einen Mangel an Vitamin B_{12}.

Ich bin an Krebs erkrankt. Könnte Chlorella mir schaden?

Antwort: Nein, es hat sich immer wieder erwiesen, daß Chlorella bei Krebserkrankungen von großem Nutzen sein kann.

Ich habe Krebs und brauche eine Strahlentherapie. Sollte ich Chlorella nehmen?

Antwort: Sie sollten sofort beginnen, Chlorella zu nehmen. Durch den hohen Gehalt an Chlorophyll kann es das gesunde Gewebe wirksam vor den schädlichen Strahlen schützen.

Ich werde in den nächsten Tagen operiert. Kann mir Chlorella in irgendeiner Weise nützen?

Antwort: Ja! Chlorella kurbelt die Wundheilung an. Nehmen Sie Chlorella schon vor dem Eingriff zu sich!

Kann ich als Sportlerin von Chlorella eine Leistungssteigerung erwarten?

Antwort: Ich würde es unbedingt versuchen. Sowohl Ihre Ausdauer als auch Ihre Kraftausdauer könnten profitieren. Sie müssen allerdings »am Ball bleiben«. Nehmen Sie täglich 10 g über 3 Monate zu sich.

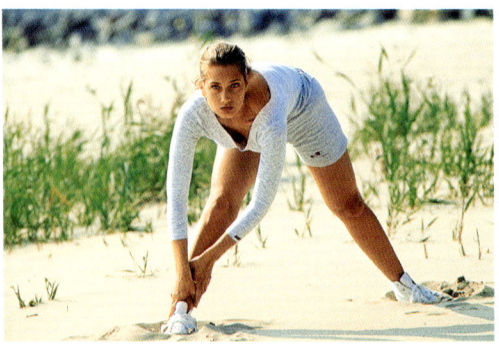

Ich neige zu Entzündungen der Nasennebenhöhlen. Darf ich Chlorella versuchen?

Antwort: Unbedingt, ja.

Ich leide unter offenen Beinen. Hilft Chlorella hier?

Antwort: Sie sollten es auf jeden Fall versuchen und nicht zu schnell aufgeben.

Darf ich bei einer Autoimmunkrankheit Chlorella nehmen?

Antwort: Ja! Diese Erkrankungen gehören oft zu den rheumatischen Krankheiten, bei denen sich Chlorella bewährt hat.

Wieso ist Chlorella einzigartig?

Antwort: Wegen des hohen Gehalts an Chlorophyll, des »Chlorella Growth Factor« CGF, und ihres Entgiftungspotentials, das unter anderem auf das Sporopollein zurückgeführt wird.

Ich habe immer wieder Zahnfleischbluten. Ist von Chlorella eine Besserung zu erwarten?

Antwort: Ich würde Ihnen raten, täglich 2 g Chlorella einzunehmen und außerdem regelmäßig 1,5 g zu zerkauen und danach auszuspucken.

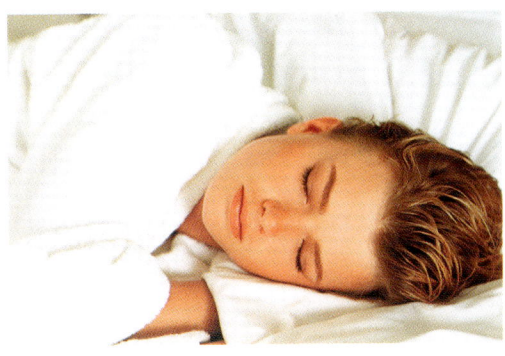

Nach einer Lungenentzündung erhole ich mich nur langsam. Könnte mir Chlorella helfen?

Antwort: Ja, auf jeden Fall!

Könnte Chlorella meine Schlafstörungen lindern helfen?

Antwort: Das hängt von der Ursache ab. In Einzelfällen hilft Chlorella durchaus.

Ist eine Einnahme von Chlorella bei Gürtelrose sinnvoll?

Antwort: Ja! Nehmen Sie 6 Monate lang 4 g täglich ein.

Meine Darmflora ist nicht in Ordnung. Kann Chlorella mir in irgendeiner Weise helfen?

Antwort: Ja! Chlorella unterstützt die Vermehrung darmfreundlicher Bakterien, wie der Laktobazillen.

Chlorella unterstützt den Erholungsprozeß nach langer Krankheit.

Zum Nachschlagen

Bücher, die weiterhelfen

Daunderer, Max: *Gifte im Alltag,* Verlag C. H. Beck

Dalla Via, Gudrun: *Gesund und schön durch Algen: Rezepte für Küche und Kosmetik,* vgs

Katalyse Institut: *Neue Chemie in Lebensmitteln,* Verlag Zweitausendeins

Koerber, von; Männle; Leitzmann: *Vollwert-Ernährung,* Haug Verlag

Liebke, Frank: *Die Süßwasseralge Bio-Reu-Rella® in der ärztlichen Praxis,* Idons Verlag

Steenblock, David: *Süßwasseralgen, Die medizinische Alge der Natur,* Idons Verlag

Van den Hoek, Christian; Jahns, Hans Martin; Mann, David G.: *Algen,* Georg Thieme Verlag

Zerbst, Marion; Jochum-Guillou, Mireille: *Algen natürliche Quelle der Vitalität,* Trias Verlag

– aus dem Gräfe und Unzer Verlag, München

Lützner, Hellmut: *Wie neugeboren durch Fasten*

Lützner, Hellmut; Million, H.: *Richtig essen nach dem Fasten*

Müller, Bernd: *Wirksamer Schutz vor Elektrosmog*

Adressen, die weiterhelfen

Bezugsquellen für hochwertige Chlorellaprodukte:

Grundsätzlich sind die verschiedenen Chlorellaprodukte in jeder Apotheke erhältlich. Sollte keines vorrätig sein, kann es über den Großhandel bestellt werden.

Kurze Produktübersicht (Kein Anspruch auf Vollständigkeit, Änderungen bei Preis und Packungsgröße möglich)

Bio-Reu-Rella:
350 Tabletten á 250 mg
ca. DM 59,00.-
(In der Apotheke oder über *Vita Green* erhältlich)

Chlorella...Hau:
250 Tabletten á 400 mg
ca. DM 48,50.-
(In der Apotheke erhältlich)

Earthrise Chlorella:
300 Tabletten á 200 mg
ca. DM 39,90.-
(In der Apotheke oder über *green Valley* erhältlich)

Von allen genannten Produkten gibt es auch größere Packungen und Pulver und/oder Kapseln.

VitaGreen
Estedeich 93
D – 21129 Hamburg
Telefon: 01 80/3 25 89 82
Fax: 01 80/3 25 89 83
Die Versandfirma *VitaGreen* hat
sich in den letzten Jahren speziell in der Beratung und im Ver-
trieb von Chlorellaprodukten
einen Namen gemacht.
Ein hochdosiertes flüssiges
Konzentrat aus CGF ist ebenfalls über *VitaGreen* zu beziehen. Es ist aber recht teuer, und
Sie müssen unter Umständen
mit einer zweiwöchigen Liefer-
zeit rechnen.

green Valley
Grüntaler Straße 56
13359 Berlin
Telefon: 030/4935055
Die Versandfirma green Valley
vertreibt Earthrise-Chlorella.

Medicus Naturkosmetik
Münsterstraße 59
D – 88662 Überlingen
Telefon: 0 75 51/9 25 10
Fax: 0 75 51/9 25 11
Die auf reine Naturkosmetik
spezialisierte Firma *Medicus* hat
eine Entschlackungsmaske mit
Chlorella entwickelt.

Beratungsstellen für alternative
Heilmethoden:

Deutschland:
*Gesellschaft für biologische
Krebsabwehr*
Hauptstraße 44
D – 69117 Heidelberg
Postfach 10 25 49
69015 Heidelberg
Telefon: 0 62 21/13 80 20
Fax: 0 62 21/13 80 22 0

Österreich:
*Österreichische Gesellschaft
für Onkologie*
Sofienalpenstraße 17
A – 1140 Wien
Telefon: 00 43/1/97 92 86 0

*Gesellschaft für ganzheitliche
Medizin*
Tilgnerstraße 3/3b
A – 1140 Wien
Telefon: 00 43/1/50 53 45 4

Schweiz:
*Schweizerische Ärztegesellschaft
für Erfahrungsmedizin SAGEM*
Patienteninformationsstelle
In der Ey 39
CH – 8047 Zürich
Telefon: 00 41/14 91/47 30
Vermittelt Ärzte, die mit Natur-
heilverfahren arbeiten;
schriftliche Anfragen bitte an
die folgende Adresse:

Seestraße 155 a
CH – 8802 Kirchberg
Fax: 00 41/71 6/48 47

Sachregister

Wichtiger Hinweis

In diesem Ratgeber ist die Anwendung von Chlorella dargestellt – zur Selbstbehandlung von Alltagsbeschwerden, chronischen Erkrankungen und zur Entgiftung. Bei der Süßwasseralge Chlorella handelt es sich nicht um ein Medikament, sondern um ein naturreines Nahrungsergänzungsmittel. Chlorellapräparate sind also kein Ersatz für Medikamente, die vom Arzt zur Behandlung spezifischer Krankheiten verordnet wurden. Wenn Sie in ärztlicher Behandlung sind, informieren Sie bitte Ihre/n Arzt/Ärztin oder Heilpraktiker/in über Ihr Vorhaben, Chlorella als Nahrungsergänzung einzunehmen. Bei unklaren oder länger anhaltenden Beschwerden sollten Sie unbedingt erst zum Arzt gehen, ehe Sie sich selbst behandeln!

Dank

Dieser gebührt zunächst meiner Frau Hedda. Ganz besonders dankbar bin ich außerdem: Holger Cremer, Dr. Dietrich Klinghardt (USA), Prof. Liang-Ping Lin (*National Taiwan University*), Gerda Merschel, Janette Schroeder M.A., William Tseng (*Chlorella Manuf. Ltd.*) und vielen anderen, die mich unterstützten und ermunterten, dieses Buch zu schreiben.

Impressum

Redaktion: Angela Hermann-Heene
Lektorat und Satz:
schroeder & partner, München

Fotos: Reiner Schmitz
Styling: Jeanette Heerwagen;
weitere Fotos:
Dr. Bruno P. Kremer Titelbild (Alge); Bavaria S. 6/7, 39, 78, 83; Frank Liebke S. 13, 43, 71; Image bank/Grant V. Faint S. 16/L. D. Gordon S. 61, 74/Romilly Lockyer S. 67, 75/David de Lossy S. 77/Brigitte Lambert S. 79; Tony Stone/ Ralf Schuttheiß S. 30/Tan Shaw S. 35/Lori Adamski Peek S. 36/Andreas Pollock S. 58/Peter Correz Titelbild (Frau) S. 68/69/Marin Rogers S. 89/Ken Scott S. 91/Laurence Monneret Rückseite; Franz Faltermaier S. 32; Image plus/ Michael Nischke S. 40, 65; ZEFA S. 51/ Wickenthey S. 42/Steiner S. 85/Faltner 88; Jalag/Christian Dahl S. 48; Mauritius/Mehlig S. 64; Mike Masoni S. 81; Gruner und Jahr/ Bokelberg S. 90

Layout und Umschlaggestaltung:
Heinz Kraxenberger
Produktion: Ina Hochbach
Lithos: PHG, München
Druck: Appl, Wemding
Bindung: Sellier, Freising

ISBN: 3-7742-4168-6

Auflage	5.	4.	3.	2.	1.
Jahr	2002	2001	2000	1999	1998

Die GU-Homepage finden Sie im Internet unter: www.gu-online.de